CONTRIBUTION A L'ÉTUDE

DE LA

TUBERCULOSE MILIAIRE AIGÜE

PHARYNGO-LARYNGÉE

— Maladie d'Isambert —

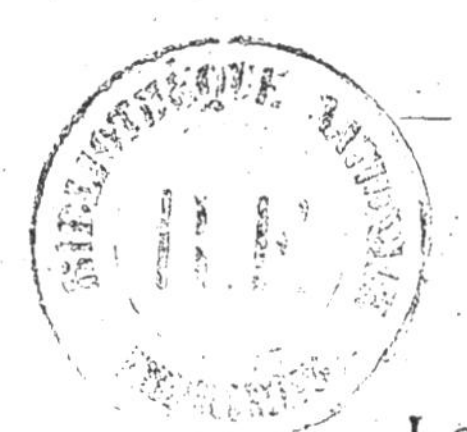

PAR

Le Dr Albert HUGOT

Lauréat de l'Externat (Prix Saint-Olive 1893),
Ancien Interne des Hôpitaux de Lyon (Concours 1896).

Avec une planche en couleurs.

LYON

A. REY IMPRIMEUR-EDITEUR DE L'UNIVERSITE

4, RUE GENTIL, 4

1900

CONTRIBUTION A L'ÉTUDE

DE LA

TUBERCULOSE MILIAIRE AIGUË PHARYNGO-LARYNGÉE

— **Maladie d'Isambert** —

CONTRIBUTION A L'ÉTUDE

DE LA

TUBERCULOSE MILIAIRE AIGÜE

PHARYNGO-LARYNGÉE

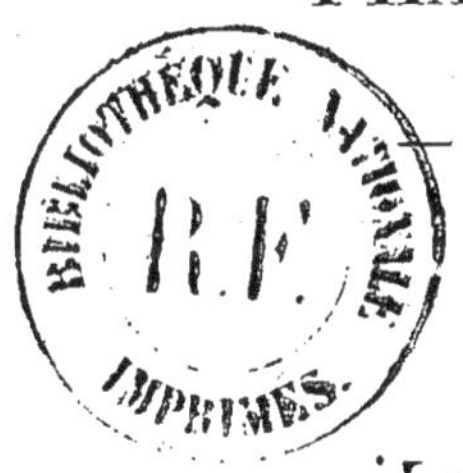

— Maladie d'Isambert —

PAR

Le Dr Albert HUGOT
Lauréat de l'Externat (Prix Saint-Olive 1893),
Ancien Interne des Hôpitaux de Lyon (Concours 1896).

Avec une planche en couleurs.

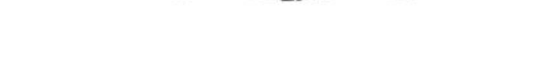

LYON
A. REY IMPRIMEUR-EDITEUR DE L'UNIVERSITE
4, RUE GENTIL, 4
1900

A LA MÉMOIRE DE MON PÈRE

Je suis heureux d'exprimer ma profonde reconnaissance envers tous ceux qui m'ont si largement prodigué leur science et leur dévouement.

A Mon Président de Thèse

M. LE PROFESSEUR J. TEISSIER

A Mes Maîtres en Médecine

Dr BOUVERET, médecin des hôpitaux.
Dr CHAPPET, médecin des hôpitaux.
Dr COLRAT, médecin des hôpitaux.
Dr GAREL, médecin des hôpitaux.
Dr RENAUT, professeur à la Faculté, médecin des hôpitaux.
Dr TEISSIER, professeur à la Faculté, médecin des hôpitaux.
Dr VINAY, médecin des hôpitaux.

A Mes Maîtres en Chirurgie

Dr GANGOLPHE, professeur agrégé à la Faculté, chirurgien-major de l'Hôtel-Dieu.
Dr NOVÉ-JOSSERAND, professeur agrégé à la Faculté, chirurgien des hôpitaux.
Dr AUGUSTE POLLOSSON, professeur agrégé à la Faculté, chirurgien-major de la Charité.
Dr ROCHET, professeur agrégé à la Faculté, chirurgien-major de l'Antiquaille.
Dr ROLLET, professeur agrégé à la Faculté, chirurgien des hôpitaux.
Dr VALLAS, professeur agrégé à la Faculté, chirurgien-major désigné de l'Hôtel-Dieu.
Dr VINCENT, chirurgien de la Charité.

Je ne saurais oublier le Dr GIRARD *dont journellement j'ai l'occasion d'apprécier le bienveillant accueil : c'est sous ses auspices que j'aborde une carrière où il m'a donné l'exemple.*

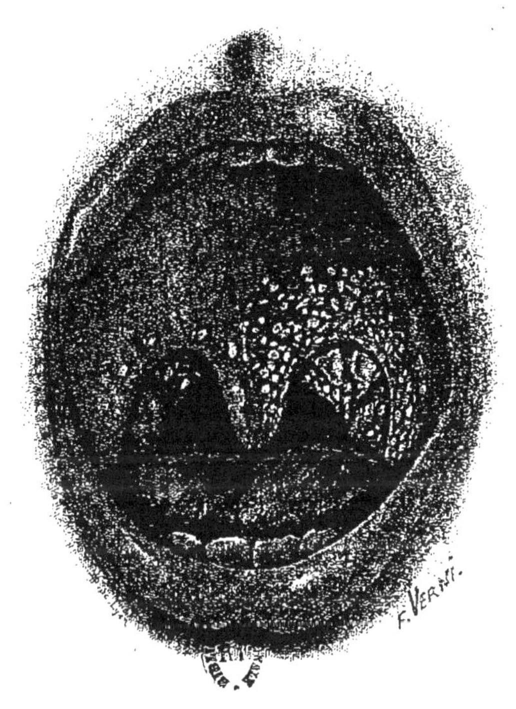

Tuberculose miliaire aiguë du pharynx à la période d'état.

PRÉFACE

Notre intention n'est pas de présenter un sujet nouveau.

Depuis bientôt trente années la *tuberculose miliaire aiguë du pharynx* a été plusieurs fois décrite et de mains plus autorisées que les nôtres.

Malheureusement (nous parlons au point de vue scientifique) les cas en sont peu nombreux et trop souvent il est impossible de les suivre jusqu'au bout, les malades disparaissant découragés par l'insuccès du traitement.

Aussi chaque auteur s'appuie-t-il sur un nombre de faits toujours restreints.

Lors de notre passage dans le service du Dr Garel nous avons eu l'heureuse fortune de rencontrer plusieurs sujets atteints de cette affection. Quelques-uns ont été observés depuis le début jusqu'à la terminaison fatale, et des examens histologiques ont pu être ajoutés aux observations.

Nous sommes profondément reconnaissant à notre Maître de nous avoir permis de réunir ces faits, et, sinon d'apporter des idées nouvelles, du moins de donner une confirmation de plus à celles qui ont déjà été émises.

Notre but aujourd'hui est de prendre la question où les travaux de Barth et d'Angelot l'ont laissée il y a vingt ans. Aussi ne reproduisons-nous pas les observations si détaillées contenues dans la thèse de Barth.

Nous essayerons de mettre en relief les traits caractéristiques de la maladie.

L'anatomie pathologique ne justifie pas le qualificatif de *miliaire aiguë* donné à l'affection, elle diffère un peu des descriptions faites tout d'abord par Isambert, mais elle correspond exactement à celle qui a été magistralement exposée par Letulle à propos des observations de Aigre.

Nous tenterons enfin d'établir les rapports entre la tuberculose pulmonaire et la tuberculose miliaire aiguë pharyngo-laryngée.

Ce n'est pas sans quelque appréhension et sans crainte de ne pouvoir la mener à bien que nous nous sommes résolu à entreprendre une pareille tâche.

Si l'on nous trouve téméraire, nous donnerons pour excuse la loyauté de notre tentative et la difficulté même de notre sujet.

CONTRIBUTION A L'ÉTUDE

DE LA

TUBERCULOSE MILIAIRE AIGUË

PHARYNGO-LARYNGÉE

— **Maladie d'Isambert** —

CHAPITRE PREMIER

HISTORIQUE

Les manifestations de la tuberculose du pharynx avaient été décrites par Julliard en 1865 *(des Ulcérations de la bouche et du pharynx dans la phtisie pulmonaire*, th. de Paris). Toutefois, pour lui, ces lésions n'étaient pas spécifiques, mais seulement le résultat de l'état général.

L'histoire de la granulie du pharynx commence en 1871.

Isambert décrivait à cette époque dans son mémoire « *de l'Angine scrofuleuse* », la maladie à laquelle devait s'attacher son nom.

Au mois d'août 1872, il présentait un nouveau cas à la Société médicale des hôpitaux et inspirait la thèse de Koch, 1873.

Puis, une série d'observations furent communiquées

à la même Société où Bucquoy (avril 1874), Hayem et Martineau prenaient la parole.

Cornil faisait une publication dans le *Journal des connaissances médicales* en juillet 1875.

C'est alors que paraissaient coup sur coup plusieurs mémoires d'Isambert, où il réunissait ces observations et faisait une description systématique. Il ne fait d'ailleurs aucune mention du travail de Julliard.

La même année (1876) paraissait la première publication allemande où Fraenkel rapportait des observations et des remarques personnelles.

Nous ne pouvons citer tous les auteurs qui ont publié des observations et nous nous bornerons à indiquer les ouvrages principaux.

Les thèses de Sourris et de Gelade embrassent d'une manière générale la tuberculose du pharynx.

En 1882, Barth en fait une étude détaillée ; il donne de remarquables descriptions histologiques; à propos des formes cliniques, il laisse une large place aux manifestations aiguës. En même temps, il réunissait la plupart des observations connues à cette époque et publiait quelques faits personnels.

Millard, en 1882, rapportait un cas où les lésions anatomo-pathologiques sont minutieusement décrites.

En 1883, Angelot faisait paraître une thèse, depuis plusieurs années en préparation, qui avait été inspirée par son maître Isambert.

Depuis cette époque, il n'est point, à notre connaissance, paru de travail d'ensemble. Des cas isolés ou réunis en petit nombre ont été publiés. Nous les avons recherchés avec la plus grande attention ; sans doute, avons-nous fait des omissions ; qu'on nous les pardonne en songeant combien elles sont involontaires et combien notre désir était grand de les éviter.

Nous donnons, à l'index bibliographique, la liste aussi complète qu'il nous a été possible de la dresser.

CHAPITRE II

ÉTIOLOGIE. — PATHOGÉNIE

Les lésions tuberculeuses du pharynx sont loin d'être communes.

Fraenkel, sur 150 autopsies de tuberculose, relève dans un seul cas l'envahissement de la gorge.

Louis, sur 120 observations de phtisie, n'a rencontré que 4 cas d'ulcérations du pharynx.

Lévy signale 17 fois l'atteinte du pharynx parmi 162 laryngites spécifiques.

Guttmann ne l'a rencontrée que dans la proportion de 1 pour cent.

Lublinsky en 5 ans n'a vu que 5 cas de tuberculose de la gorge sur 1600 malades.

Mais ces statistiques envisagent toutes les manifestations de la tuberculose, quelle qu'en soit la forme, ulcérations chroniques, lupus, etc.

La fréquence est beaucoup moindre si l'on se borne à celle qui nous occupe ici ; et, au milieu de mille malades qui viennent consulter le spécialiste, on trouve à peu près un cas de maladie d'Isambert (Garel).

Ce n'est pas d'ailleurs une affection susceptible de passer inaperçue, et les troubles si accentués qu'elle provoque doivent certainement éveiller les soupçons,

Elle ne frappe pas indistinctement tous les âges. Nous réunissons dans le tableau suivant les renseignements fournis par les observations que nous avons pu réunir.

De	1 à 10 ans.	6 cas
—	10 à 20 —	6 —
—	20 à 30 —	14 —
—	30 à 40 —	11 —
—	40 à 50 —	4 —
—	50 à 60 —	3 —

Rare chez l'enfant, bien qu'il n'en soit pas exempt, la tuberculose miliaire aiguë du pharynx atteindrait donc son maximum de fréquence de 20 à 40 ans, pour diminuer rapidement au-dessous de cet âge.

Si l'on se place maintenant au point de vue du sexe, il existe une différence marquée qui va presque du simple au double.

Sur 50 cas, nous trouvons :

26 hommes.
14 femmes.

On ne sait à peu près rien sur l'influence des maladies locales antérieures. Rosemberg ne leur attache aucune importance. Lévy accuse la rhinite et la pharyngite atrophique. Il en est de même pour les professions. L'exposition à une atmosphère chargée de poussières, l'habitude de fumer ne semble pas jouer un rôle déterminant.

Quoi qu'il en soit, il existe un contraste frappant entre la fréquence de la tuberculose laryngée et la rareté des localisations du bacille de Koch au pharynx.

Ce dernier, grâce à son épithélium pavimenteux, aux multiples organes lymphatiques qui entrent dans sa structure, offre peut-être plus de résistance à l'infection que le larynx, seulement protégé par nn épithélium cylindrique ?

On sait d'autre part que le mucus pharyngien est un milieu de culture favorable au développement du bacille de Koch.

La maladie d'Isambert se présente-t-elle chez des sujets jusque-là indemnes de tuberculose ou, au contraire, se produit-elle au cours d'une phtisie déjà confirmée ?

La clinique seule peut répondre à cette question, car, à une période avancée, les poumons sont toujours atteints.

Isambert admettait le début par le pharynx, et pour lui, du moins dans certains cas, la tuberculose miliaire du pharynx était primitive ; de même Küssner, Kiœr.

Guttmann, Rosemberg soutiennent l'opinion contraire, et Lublinsky prétend qu'elle ne survient que pendant une phtisie pulmonaire manifeste et dans les derniers stades de l'évolution de la maladie.

Chappell décrit une forme primitive et une forme secondaire.

Sur quarante malades dont l'appareil respiratoire a été examiné au point de vue de la tuberculose, au moment où leur pharynx venait d'être atteint, *trente-trois* présentaient des lésions pulmonaires nettes et déjà anciennes ; chez *sept* autres, on ne découvrait rien d'anormal. Le plus souvent les lésions pharyngées seraient donc *secondaires*.

Il n'est peut-être pas sans intérêt de remarquer que dans plusieurs cas la maladie d'Isambert coïncide avec une granulie généralisée ; il est bien difficile alors de préciser le début de chacune d'elles et de dire laquelle des deux est la conséquence de l'autre.

Catti, s'appuyant sur des observations analogues, a décrit le *type pharyngo-laryngé de la tuberculose miliaire aiguë*. Pour lui, les lésions pharyngées et pulmonaires ne sont que l'expression d'une infection générale, d'une granulie.

On ignore le mode par lequel s'opère l'infection dans les cas primitifs.

Quant aux autres, différentes hypothèses ont été faites : Strümpell, Lublinsky, se rattachent à une inoculation produite par le passage des crachats. Mais peut-on comparer le nombre des tuberculeux qui expectorent aux quelques cas de tuberculose aiguë pharyngée ? et, de plus, il faudrait encore admettre, pour que cette inoculation soit possible, une perte de substance, une destruction superficielle des tissus, de l'épithélium au moins, à la faveur de laquelle le bacille arriverait à s'implanter.

Lévy a vu, dans un cas, la tuméfaction des amygdales, l'engorgement des ganglions cervicaux et axillaires précéder l'ulcération, et il crut pouvoir incriminer la voie lymphatique ; mais la plupart du temps les adénites sont secondaires et ne se manifestent qu'un certain temps après le début de l'affection pharyngée.

Nous avons vu que, pour lui cependant, l'infection

était généralement locale et se faisait à la suite des pharyngites et des rhinites atrophiques.

C'est à l'appareil circulatoire que Kafemann, Schrötter, font jouer le rôle principal, mais encore ils admettent une *prédisposition des tissus* (?).

CHAPITRE III

SYMPTOMES

La granulie du pharynx n'a pas un début à grand fracas. Le plus souvent, d'ailleurs, les malades qui sont atteints de lésions tuberculeuses des poumons ou du larynx ne se rendent pas compte d'une façon précise du moment où le pharynx est envahi.

Le symptôme, le premier en date, est une sensation de sécheresse, de corps étranger dans la gorge, analogue à celle que l'on ressent au début d'une angine vulgaire. S'il se produit de la fièvre, un malaise général, il est mis sur le même compte et en tout cas bien peu accentué, car le malade néglige d'en parler pour attirer toute l'attention du médecin du côté du pharynx.

Peu à peu la douleur se fait sentir, comparable à une brûlure ardente étendue à toute la région.

Examiné à cette période, l'aspect du pharynx est caractéristique. Nous n'insistons pas sur la pâleur de la muqueuse qui accompagnerait d'une manière générale les lésions tuberculeuses de la bouche : elle n'offre aucun caractère particulier dans le cas qui nous occupe, sinon son inconstance. Quelquefois elle est remplacée par une vive rougeur.

L'élément fondamental est constitué par une réunion

de petits points blancs-jaunâtres, de la grosseur d'un grain de mil, et que l'on compare depuis Isambert à des grains de semoule, à des œufs de poisson, ou encore aux nodules de fibrine que l'on observe à la surface d'un intestin frappé de péritonite plastique et récente. Leur dimension ne dépasse généralement pas celle d'une tête d'épingle.

Lorsqu'ils sont isolés, chacun d'eux est entouré séparément d'un petit liséré rosé, qui va en s'atténuant du centre à la phériphérie, pour se confondre bientôt sans limite précise avec la teinte de la muqueuse environnante, à la façon d'une auréole. Sa largeur n'excède guère 1 millimètre.

La couleur de chaque grain n'est pas éloignée de celle des dépôts pultacés qui se produisent dans certaines amygdalites ; mais tandis qu'il est toujours possible de détacher ceux-ci, les premiers, au contraire, sont fortement adhérents à la muqueuse dans l'épaisseur de laquelle ils se sont logés. Ils font une très légère saillie au-dessus de la surface épithéliale.

Au point de vue de leur siège, ils affectent une prédilection marquée pour les piliers et la luette, puis viennent les amygdales. La paroi postérieure du pharynx est généralement respectée ; elle n'est guère envahie qu'exceptionnellement, dans les derniers temps de la maladie et par continuité.

Tantôt ces éléments restent isolés et forment un semis plus ou moins serré, laissant des travées larges de muqueuse saine, tantôt ils se groupent de façon à former de véritables plaques, et alors ils se touchent et se confondent en partie avec leurs voisins. La planche placée en tête de cet ouvrage représente le pharynx du malade qui fait l'objet de l'observation I, au moment où les tubercules abondants commencent à se réunir. On voit déjà sur le pilier postérieur droit deux petites ulcérations à leur début.

Il n'est pas rare de voir ces nodules se combiner de la façon la plus bizarre, disséminés dans une région, confluents dans l'autre.

Les plaques signalées plus haut sont de dimensions variables, légèrement surélevées, de coloration gris-jaunâtre, chagrinées ; ce sont elles surtout qui offrent l'aspect des dépôts plastiques de la péritonite récente. Fréquemment, à quelque distance de leurs bords, on aperçoit des grains isolés.

Parfois la confluence est telle et la disposition si irrégulière, qu'il est difficile de lui assigner une forme : des portions considérables du voile du palais, des piliers sont envahies, et l'infiltration se diffuse dans tous les sens, répandant partout sa coloration grisâtre.

C'est le moment de signaler l'envahissement simultané de l'épiglotte, des éminences aryténoïdes et des replis aryténo-épiglottiques. Tous ces organes sont en général si tuméfiés, que la vue du larynx proprement dit, des cordes vocales, des bandes ventriculaires elles-mêmes devient à peu près impossible, et cependant il ne faudrait pas juger de l'état de la glotte d'après celui des parties sus-glottiques : la voix, souvent peu modifiée, faisant présumer que tout se borne aux lésions apparentes.

Telle est ce qu'on est convenu d'appeler la période éruptive de la maladie. Dans quelques rares circonstances des tubercules peuvent également se développer sur la muqueuse buccale, mais c'est loin d'être la règle.

Quelle est l'évolution de ces tubercules? Ils persistent un certain temps sans modifications notables, puis peu à peu ils semblent se rapprocher davantage de la surface de la muqueuse, ils deviennent plus saillants, plus volumineux, et, par un mécanisme que nous discuterons plus loin, ils s'ouvrent, se vident, et même s'éliminent, laissant à leur place une petite cupule assez régulière, à fond rosé, et qui entame la muqueuse. Ce phénomène se produit d'ailleurs à une époque variable pour chaque nodule, et c'est peu à peu, en plusieurs jours, parfois en plusieurs semaines, que ce travail d'ulcération arrive à les atteindre tous.

Les troubles fonctionnels s'accusent. La douleur devient alors constante et ne laisse aucune trève au malade, dont le sommeil même est compromis.

Les efforts de déglutition, en exigeant l'intervention active de l'organe atteint et les mouvements du voile, viennent encore l'exagérer.

Il en est de même des différents contacts, des impressions de chaud, de froid, du passage d'un liquide alcoolisé ou un peu acide ; non seulement les aliments solides ne sont pas tolérés, mais le pauvre patient arrive à redouter d'absorber la moindre gorgée et même d'avaler régulièrement sa salive.

Il évite toutes les occasions de mettre son pharynx en fonction et l'on voit cette *salive s'écouler continuellement* hors de la bouche. Peut-être est-elle sécrétée en plus grande abondance (Barth).

Nous n'avons pas besoin d'insister sur le supplice que causent les secousses de toux.

Angelot, qui avait beaucoup insisté sur le caractère spécial d'acuité de ces souffrances, que l'on ne saurait rencontrer dans les angines inflammatoires les plus intenses, croit en trouver l'explication non pas dans l'existence des granulations elles-mêmes, mais dans la présence des sillons qui les séparent, et qui se comporteraient à l'instar des fissures du mamelon, des lèvres ou de l'anus.

Cette analogie nous paraît peu vraisemblable, car les tubercules sont séparés par des travées de muqueuse saine, et de plus l'élément contracture fait ici défaut, grâce à l'absence de tout sphincter.

La muqueuse du voile, comme celle de la langue ou des joues, est particulièrement sensible. La destruction de l'épithélium, la mise à nu en des points aussi multiples d'un chorion lui-même entamé, la mobilité de la région, sont des facteurs dont il faut tout d'abord tenir compte.

Le voile déformé, épaissi, sur le bord duquel est appendu une luette volumineuse, ne peut plus qu'imparfaitement remplir ses fonctions.

Par crainte de souffrir, le malade s'efforce d'ailleurs de lui éviter tout mouvement.

La voix prend le *timbre nasonné*, semblable à celui qui accompagne les paralysies diphtériques.

Fréquemment les *aliments liquides reviennent par le nez*. Toutefois, ce phénomène est heureusement inconstant.

Pourquoi le voile ne ferme-t-il plus en temps opportun l'orifice postérieur des fosses nasales? Nous avons déjà signalé les efforts du malade pour l'immobiliser. les déformations de cet organe, enfin, à une certaine période, on peut avoir de véritables pertes de substance qui le rendent insuffisant. Il faut ajouter à tout cela la possibilité, sinon d'une paralysie complète, du moins d'une parésie.

Tandis que Barth admet cette hypothèse (il en avait d'ailleurs observé un cas bien net), Angelot le considère comme très rarement réalisé, s'appuyant sur la conservation de la forme générale, l'absence d'aspect tombant, et, de fait, on peut le voir s'élever de temps à autre.

Dans plusieurs observations, on trouve signalées à des époques variables de *violentes douleurs d'oreille.*

Plusieurs des malades que nous avons pu observer en étaient affligés.

Frænkel voulait y voir une simple irradiation résultant d'une sensation réflexe transmise par le rameau de Jacobson et le glosso-pharyngien, mais il est plus simple et paraît plus rationnel d'expliquer ce phénomène par l'extension des lésions du côté du pavillon de la trompe d'Eustache, qu'elles atteignent quelquefois. Enfin, il peut exister de véritables lésions de l'oreille, témoin un cas de Millard où la douleur s'est amendée par la perforation de la membrane du tympan et l'écoulement de pus qui l'a suivie.

Le plus souvent, la caisse et les cellules mastoïdiennes sont intactes.

La surdité a été signalée (Barth).

Bientôt la première poussée de tubercules est suivie

d'une seconde dans les régions jusque-là indemnes, et le processus suit une marche continuellement envahissante, les lésions deviennent de plus en plus confluentes et, si le malade résiste, elles arrivent à occuper la plus grande partie du voile et des piliers, dont toute la surface devient jaunâtre, rude et d'apparence chagrinée.

Les ulcérations, d'abord très petites, s'étendent en se réunissant les unes aux autres; elles prennent l'aspect dit en coup de râpe : très évasées, avec des bords irréguliers et découpés dans leurs contours aboutissant par une pente très douce jusqu'au fond de la cavité. Celui-ci est parsemé d'éminences mamelonnées séparées par d'étroits sillons.

Une sécrétion muco-purulente forme un exsudat qui comble en partie les ulcérations. Toujours facile à enlever, il peut simuler parfois, à s'y méprendre, une fausse membrane diphtérique.

Enfin, il faut bien noter qu'en recueillant ces sécrétions et en les soumettant aux procédés habituels, on y trouve des *bacilles de Koch*, mais aussi un grand nombre d'autres micro-organismes (Aïgre).

Les piliers, la luette, les amygdales sont peu à peu rongées de la façon la plus bizarre et la plus irrégulière. Aucun traitement ne parvient à modifier les surfaces ulcérées. Isambert s'exprimait ainsi pour donner une idée de l'état du pharynx : « La luette prend l'apparence d'une stalactite bizarre, pendant isolément de la voûte d'une grotte où suinterait une eau chargée de carbonate calcaire; la base des piliers du voile du palais subissent aussi, par le même fait, des déformations singulières, et ressemblent aussi aux stalactites calcaires qui couvrent les murailles de la grotte à laquelle nous faisons allusion. »

Se produit-il des perforations du voile, telles que dans la syphilis ? On ne peut répondre par la négative, bien que la destruction siège plutôt sur les régions marginales.

Nulle part on ne trouve signalée la production d'hémorragies.

Dans la moitié des cas au moins, *les ganglions sous-maxillaires sont tuméfiés* et douloureux. Ils roulent sous le doigt, et l'atmosphère celluleuse qui les environne ne semble pas participer à leur inflammation. Il est exceptionnel de les voir arriver au stade de suppuration.

Tels sont les signes locaux directement en rapport avec l'envahissement du pharynx par les tubercules miliaires.

Nous dirons seulement quelques mots de l'état des poumons. Nous avons vu qu'en somme la forme primitive de la tuberculose de l'arrière-gorge était une rareté ; nous ne saurions la nier et l'on en trouvera quelques exemples à la fin de ce travail. Les lésions pulmonaires peuvent être légères, mais bientôt elles s'accusent nettement pour prendre une marche galopante. Parfois la localisation pharyngienne n'est qu'un épiphénomène au cours de la granulie généralisée, et alors l'exploration pulmonaire fournit des signes si vagues qu'on peut croire la gorge seule atteinte.

Les malades toussent et sont oppressés, mais comment reconnaître ce qui revient d'une part au rétrécissement du larynx et, d'autre part, à la diminution du champ de l'hématose ?

La température est élevée dès les premiers jours (38°5 à 39 degrés), mais de temps en temps elle subit de grandes oscillations, indices de poussées nouvelles du côté du pharynx ou de l'appareil respiratoire. Ces élévations de température sont suivies des mêmes sueurs profuses qui surviennent chez le tuberculeux vulgaire à une période avancée.

Les difficultés de l'alimentation, la violence de l'infection ont pour effet un *amaigrissement rapide*. En quelques semaines, les malades perdent plusieurs kilogrammes. Bientôt la *faiblesse* est telle qu'ils sont confinés au lit, presque incapables de mouvement. Certains ont manifesté des idées de suicide.

L'œdème cachectique remonte, en quelques jours, jusqu'à la racine des cuisses. La diarrhée vient encore ajouter à l'épuisement. Ils tombent dans le marasme le plus profond et semblent alors résignés, immobiles et silencieux, au dénouement fatal que précipitent parfois les circonstances.

Un malade du Dr Garel est mort après le voyage en rentrant chez lui ; un autre, pendant un cathétérisme œsophagien destiné à lui faire absorber quelque aliment. Nous ne saurions trop insister sur la rapidité du dépérissement et l'état d'extrême faiblesse auxquels se trouvent réduits les patients.

CHAPITRE IV

DIAGNOSTIC

Le diagnostic de la maladie d'Isambert est en général assez facile ; il suffit le plus souvent, surtout si l'on a l'esprit mis en éveil par des antécédents ou d'autres accidents tuberculeux, de songer à cette affection pour la reconnaître.

Il repose essentiellement sur la constatation des petits grains blanchâtres un peu en saillie entourés de leur étroit liséré carminé, inclus dans la muqueuse sous-jacente.

Dès l'abord, il faut distinguer *l'angine herpétique* dont le début est certainement plus brusque ; la température s'élève tout d'un coup ; si l'on a la chance de voir le malade assez tôt, la présence des vésicules lèvera tous les doutes. Après leur rupture, qui arrive le premier ou le second jour, tandis que les tubercules persistent pour le moins un septennaire, il reste une petite ulcération circulaire, tout à fait superficielle, recouverte d'un léger dépôt blanchâtre que le frottement enlève en faisant saigner la muqueuse. La présence de petites croûtelles sur les lèvres ou les ailes du nez, vestiges de vésicules herpétiques, la courte durée de la maladie qui se juge en quelques jours, les signes d'embarras gastrique concomitant guideront le praticien.

Le muguet se répand en plaques d'un blanc laiteux sur les différentes parties de la muqueuse buccale (langue, face interne des joues, gencives, voile du palais) chez les enfants, les sujets cachectiques ou atteints de maladies adynamiques. On peut les détacher aisément ; la teinte en est beaucoup plus blanche, la dissémination plus générale. Au-dessous la muqueuse est dépouillée de son épithélium, mais ne présente pas ces petites ulcérations en cupules qui succèdent aux granulations. L'examen microscopique, la disparition grâce aux soins de propreté de la bouche et â l'emploi des alcalins, feront reconnaître la stomatite crémeuse.

Les apthes sont plutôt localisés à la muqueuse buccale, plus rares sur le voile et les amygdales. Il faut avouer cependant que l'ulcération causée par la rupture de la vésicule aphteuse ressemble par plusieurs points à celle qui est laissée par la fonte des tubercules miliaires, surtout quand les vésicules étaient rapprochées. Ici encore l'exsudat se détache facilement, permettant de voir la muqueuse sous-jacente rouge et saignante. Enfin, dans ce dernier cas, la réparation est rapide et tout est terminé à la fin de la deuxième ou troisième semaine au plus. Seules les formes suraiguës de la tuberculose miliaire évoluent en si peu de temps.

Plus tard, quand l'affection est plus avancée, que de vastes portions de la muqueuse sont érodées, *l'angine pseudo-membraneuse* pourrait donner le change. Les signes sont alors prédominants sur les amygdales et les piliers, respectant le voile qui est rarement intact dans la tuberculose.

Mais les deux affections qui arrivent à causer le plus d'erreur, ce sont la *diphtérie*, et la *syphilis* à toutes ses périodes.

S'il semble extraordinaire de poser le diagnostic entre la tuberculose miliaire aiguë du pharynx et l'angine diphtérique, nous objecterons qu'Isambert lui-même a pu commettre l'erreur, et l'on en trouvera d'autres exemples dans les observations qui suivent. Il est vrai d'ajouter que la confusion a eu lieu, la plupart du temps, chez de jeunes enfants, peut-être indociles, difficiles à examiner, et chez lesquels la diphtérie est d'une autre fréquence que l'affection qui nous occupe.

Nous ne croyons pas qu'on puisse confondre les tubercules à leur début, avec des fausses membranes diphtériques, mais plus tard, quand les ulcérations se recouvrent d'un large exsudat, celui-ci offre des ressemblances beaucoup plus grandes; aussi faut-il toujours déterger autant que possible la muqueuse, dont on aperçoit alors nettement les caractères : surface lisse et congestionnée, absence de l'épithélium.

L'examen microscopique ne devra pas être négligé dans les cas douteux. Les ganglions sont enflammés d'une façon très précoce dans la diphtérie, ils précèdent même parfois l'apparition des fausses membranes. Dans la tuberculose, ils ne surviennent pas au début.

On sait combien le Dr Garel attache d'importance à la dysphagie douloureuse, datant de plus de trois semaines, pour le diagnostic des manifestations syphilitiques du pharynx à toutes les périodes.

Or, n'est-ce pas le cas de la tuberculose miliaire aiguë, où certainement la douleur est plus intense que dans toute autre angine? Mais la fréquence de la vérole comparée à la rareté de la maladie d'Isambert, laisse toute sa valeur à la dysphagie douloureuse.

Les anamnestiques, les vestiges d'anciennes lésions spécifiques sont évidemment d'une certaine importance, mais il ne faudrait pas exagérer cette dernière. Nous rapportons l'histoire d'un de nos malades, ayant eu un syphilome du voile et frappé l'année suivante d'une tuberculose aiguë du pharynx.

Il faut donc surtout rechercher les éléments de diagnose dans l'aspect même des lésions.

Les plaques muqueuses ont une couleur opaline bleuâtre, distincte de l'aspect blanc grisâtre des tubercules. Il est rare qu'on ne puisse en découvrir dans d'autres régions. Elles ne sont pas excavées, mais plutôt en élévation au-dessus du niveau de la muqueuse.

Les ulcérations qui succèdent au ramollissement et à la fonte des gommes sont profondes, taillées à l'emporte-pièce, les bords sont à pic. Les ulcérations tuberculeuses, du moins celles qui nous occupent, sont beaucoup plus superficielles, en coup de râpe; elles ont une tendance envahissante que ne possèdent pas les autres. La surface des ulcérations syphilitiques est blafarde, baignée d'un pus ichoreux; souvent elles affectent au voile la forme perforante.

Dans les cas embarrassants, ne peut-on recourir à la pierre de touche des lésions syphilitiques? Il faut toutefois être prudent et, si l'on institue le traitement, y soumettre le malade le moins longtemps possible ; l'évolution des lésions tuberculeuses, déjà si rapide, en subit presque toujours une notable accélération.

Nous signalons seulement les cancroïdes avec leurs bords relevés en godet, leur dureté spéciale et l'odeur fétide qu'ils dégagent.

Il est important, au moins au point de vue du pronostic, de différencier la forme aiguë des autres modes de la tuberculose pharyngée.

Le lupus, bien rare, est à peu près indolore, et s'il arrive à produire des ulcérations, c'est à une époque tardive. Ces deux caractères suffisent pour le mettre à part.

Les ulcérations chroniques, beaucoup moins douloureuses, plus circonscrites, procèdent avec une marche lente chez un phtisique déjà avéré. Quelquefois, voyant éclore un groupe de tubercules, on se demande si l'évolution sera aiguë et lente, les événements seuls peuvent décider.

Enfin, ajoutons qu'entre ces deux formes, chronique et aiguë, on rencontre tous les intermédiaires.

CHAPITRE V

ANATOMIE PATHOLOGIQUE

Au début de cette partie, nous devons dire que tous les examens histolologiques sur lesquels nous nous appuyons ont été pratiqués par le professeur agrégé Paviot, qui, d'ailleurs, a bien voulu nous faire part de ses remarques personnelles à ce sujet. Nous ne saurions trop l'en remercier.

« La tuberculose miliaire aiguë de la gorge répond à la tuberculose miliaire du poumon, à l'infiltration tuberculeuse grise transparente de Laënnec, à la granulie pulmonaire de M. Empis. »

Telles sont les propres paroles d'Isambert, qui s'inspirait des travaux de Cornil, Hanot, Troisier, Vulpian, etc.

Barth étudie d'une manière très complète l'anatomie pathologique de la tuberculose pharyngée, mais il envisage la question dans son ensemble et ne décrit pas spécialement la forme aiguë.

Letulle, qui a examiné les pièces provenant des cas publiés par Aigre, en donne une description magistrale.

Nous nous inspirons largement de ces différents travaux, qui nous permettront d'être bref.

Nous avons vu qu'à la première période on aperçoit sous la muqueuse du voile, des piliers et des amygdales, un semis de grains blanchâtres, un peu en saillie, durs au toucher.

Si l'on pratique des coupes passant par ces granulations, on reconnaît qu'elles sont formées d'une réunion de follicules tuberculeux avec tous les éléments constitutifs. Les cellules géantes sont nombreuses, mais on y découvre seulement quelques rares bacilles de Koch (Letulle). Au début, l'épithélium les recouvre comme les parties saines.

Mais la tuberculose aiguë du pharynx est plutôt une infiltration : ses lésions sont confluentes et s'étendent sur une grande surface, et alors qu'un petit nombre seulement de points blancs sont visibles, on peut être certain que les parties profondes sont déjà envahies. Dès cette première période, les coupes intéressant le voile ou les piliers dans toute l'épaisseur font voir les détails suivants :

Les lésions prédominent dans la sous-muqueuse, qui est également le siège d'une multitude de nodules plus ou moins serrés. Chacun d'eux est entouré d'une large zone d'infiltration embryonnaire, et ainsi la sous-muqueuse est au bout de peu de temps convertie en une véritable nappe de cellules jeunes, au milieu desquelles sont disséminés les follicules. Les plus superficiels de ces derniers forment les granulations visibles à l'œil nu à travers l'épithélium encore intact, comme s'ils cheminaient de la profondeur vers la surface, pour arriver à faire saillie sous la muqueuse.

Nous n'insistons pas sur leur structure, elle n'offre

rien de particulier, et possède la même tendance dégénérative du centre à la périphérie.

Par leur abondance, ces éléments nouveaux compromettent la nutrition des tissus. L'éphitélium pavimenteux finit par tomber et met le chorion à nu. Celui-ci, d'ailleurs pâle et anémié, est étouffé par la néoformation ; les fibres qui le constituent sont détournées de leur direction et la structure de cette membrane est méconnaissable.

Cette infiltration plonge encore plus profondément : les glandes en grappes que l'on avait d'abord cru le point de départ des lésions, subiraient au début, d'après Barth, une hyperthrophie nettement accusée, et c'est par ce mécanisme qu'il explique l'exagération de la sécrétion salivaire ; mais les canaux excréteurs sont bientôt comprimés par l'infiltration du chorion, puis, les acini une fois atteints, les cellules sécrétoires deviennent troubles et se désagrègent.

Les follicules clos, isolés ou agglomérés, subissent une infiltration ambryonnaire intense, et sur les amygdales le processus affecte une prédilection pour les organes folliculaires. Il arrive parfois qu'au centre d'un follicule les éléments embryonnaires se désagrègent, il se fait un petit abcès qui se vide et laisse une ulcération.

Les espaces lymphatiques sont bourrés de cellules jeunes ; celles-ci peuvent atteindre la couche musculaire elle-même, et alors les fibres dissociées subissent la dégénérescence granuleuse.

Les vaisseaux artériels et veineux situés dans la sous-muqueuse, entourés de véritables manchons de cellules embryonnaires, ont leur calibre rétréci ou supprimé.

On le voit, les différentes parties constituant la muqueuse pharyngienne sont bouleversées par l'infiltration, et les tissus n'ont plus qu'une irrigation insuffisante. Ces deux motifs expliquent la chute de l'épithélium, la mortification du chorion et la production des ulcérations que nous avons décrites plus haut.

Quelle est l'évolution des tubercules eux-mêmes ?

Nous sommes surpris de cette phrase d'Angelot : « Au bout de quelques jours, sans passer par la période lente de caséification qui précède le ramollissement, à la place de ces granulations grises, on voit au point qu'elles occupaient de petites dépressions ponctiformes... C'est donc non par ramollissement comme dans la phtisie caséeuse et caverneuse, mais bien par *élimination insensible* que disparaissent ces granulations semi-transparentes... »

Barth dit de même : « Il est plus probable que la granulation est détruite par *élimination moléculaire.* »

Dans toutes les pièces que nous avons pu faire examiner, les phénomènes de *caséification* n'étaient pas douteux. Non seulement ils avaient atteint les tubercules visibles au début, mais avant même la chute de l'épithélium ils s'étendaient aux régions profondes et à la nappe de nouvelle formation infiltrant la sous-muqueuse.

Celle-ci paraît être le point de départ du processus qui envahirait progressivement les parties plus superficielles.

Dans le cas rapporté aux observations I et III, l'infiltration formait deux couches bien distinctes, l'une sous la muqueuse, à l'épithélium cylindrique de la face supérieure du voile, l'autre sous la muqueuse, à l'épithélium pavimenteux stratifié de la face buccale.

Si l'on admet cette manière de voir, les granulations que l'on voit apparaître à intervalles variables ne seraient point isolées, elles reposeraient sur une région déjà envahie depuis un certain temps, et on ne devrait plus les considérer comme la première manifestation de la lésion, mais bien comme une preuve de son extension dans l'épaisseur du voile.

S'il fallait alors rechercher une analogie, nous ne choisirions pas la granulie d'Empis, mais plutôt l'infiltration tuberculeuse telle que l'a décrite Laënnec pour la comparer à la tuberculose aiguë du pharynx qui ne serait pas histologiquement une granulie, mais bien une infiltration remarquable par sa rapide extension.

L'apparence granulique n'existe que pendant une courte période, alors que certains amas de follicules ayant gagné la muqueuse, soulèvent çà et là son épithélium. Mais quand d'autres sont venus s'y joindre en assez grand nombre pour produire leur confluence dans les couches superficielles elles-mêmes, cet aspect s'efface rapidement. La teinte rosée du voile est remplacée par une coloration jaunâtre généralisée, analogue à celle des taches primitivement isolées ; l'épithélium tombe, la surface devient chagrinée, irrégulière, et l'apparence caséeuse succède à la première.

Tous ces phénomènes ne sont en somme que la reproduction exacte de ceux qui se passent plus profondément.

Nous ne décrivons pas spécialement les lésions

laryngées, car elles rentrent absolument dans la forme commune.

Mais cette affection n'est pas toujours fatale, et dans quelques cas trop rares, on l'a vue rétrocéder. Chez un de nos malades (obs. II), la nappe d'infiltration embryonnaire avait déjà évolué en partie vers la *sclérose* et on n'y trouvait plus aucun élément spécifique de la tuberculose. C'est sans doute par cette transformation qu'ont pu guérir les malades de Cadier, Guimbert, etc. (obs. VIII et XVI).

Dans les cas où des pertes de substance se sont produites, les cicatrices ne sont pas rétractiles comme celles que laisse la syphilis (Angelot).

CHAPITRE VI

MARCHE — DURÉE — TERMINAISON

C'est surtout au début, à la période dite d'éruption, que l'on se rend un compte exact de la marche irrégulière de la granulie pharyngée.

La première poussée de granulations une fois faite, le malade semble goûter pendant quelques jours, rarement quelques semaines, un calme relatif. La maladie semble stationnaire.

Dans un cas qu'il nous a été donné d'observer, et où un diagnostic ferme avait été posé dès le début, grâce au nombre considérable des tubercules qu'on pouvait apercevoir, il sembla que ces derniers s'effaçaient en quelque sorte, devenaient moins apparents, la muqueuse reprenait sa coloration normale et l'on n'était pas loin de croire à une guérison possible ; mais les symptômes subjectifs persistaient, l'alimentation était aussi difficile, la température était élevée avec de faibles oscillations, et, quelques jours plus tard, de nouveaux tubercules faisaient leur apparition (obs. I).

Chez un autre malade, observé par le Dr Garel mais dont nous n'avons pu rapporter l'histoire, l'évolution fut identique.

Le cas rapporté par Cadier représente le type de la

marche suivie par la tuberculose miliaire du pharynx. L'évolution, particulièrement lente, est décomposée en une série d'atteintes successives, de poussées différentes de tubercules, réparties sur plusieurs années, mais qui laissent entre elles un intervalle suffisant pour permettre à la malade de lutter avantageusement et de faire les frais de la cicatrisation.

Malheureusement telle n'est pas la règle, et si cette observation indique bien la façon dont procède la lésion anatomique, elle donnerait une idée bien fausse de la durée, et les atteintes sont habituellement si rapprochées qu'elles épuisent rapidement le patient.

Le larynx est envahi à peu près en même temps que l'arrière-bouche. Nous avons, d'ailleurs, vu que les lésions n'atteignent que rarement les cordes vocales, se limitant presque toujours aux parois du vestibule laryngien et aux bandes ventriculaires. Dans aucun cas des troubles laryngés n'ont exigé une intervention (trachéotomie ou tubage) destinée à remédier à une dyspnée mécanique.

Y a-t-il une phase distincte que des phénomènes particuliers puissent faire appeler pulmonaire? Isambert croyait à la tuberculose primitive du pharynx dans la plupart des cas. Pour lui, comme pour Angelot, son élève, l'atteinte du poumon marquait une nouvelle étape :

« Quant à la phase pulmonaire, elle ne survient le plus souvent que lorsque le malade est déjà dans un état de cachexie profonde amenée par les progrès de la maladie et par l'insuffisance de l'alimentation. »

Nous ne saurions partager cette manière de voir,

du moins complètement. *Quarante* des malades dont les observations suivent ont été examinés au point de vue des lésions pulmonaires au moment où ils se présentaient pour leur affection du pharynx. Dès cette époque, *trente-trois* avaient déjà les poumons envahis.

Mais souvent les signes de tuberculose pulmonaire, quoique nets, indiquaient des lésions peu avancées : leur évolution lente jusqu'alors était manifestement accélérée par l'envahissement de la gorge. D'ailleurs il ne saurait en être autrement. Des sujets déjà malades et à qui la suralimentation seule pouvait offrir un espoir de salut, se trouvent brusquement dans l'impossibilité de satisfaire même leur appétit cependant bien minime.

Nous n'insisterons pas davantage sur l'épuisement qui résulte de leurs souffrances continuelles et de la privation de sommeil; enfin, la présence de surfaces ulcérées, béantes dans un milieu aussi septique que la bouche et dont le sujet déglutit toutes les sécrétions explique facilement le coup de fouet donné aux lésions pulmonaires.

Le résultat des autopsies, ou des signes stéthoscopiques certains, permettent d'affirmer que, sur *30 cas*, la tuberculose avait évolué *21 fois* vers la caséification et la formation des cavernes. Si de chronique la phtisie était devenue galopante, c'était la conséquence des mauvaises conditions dans lesquelles vivait le patient du fait de la tuberculose du pharynx. On ne trouvait pas trace de granulose dans le poumon ni les autres organes.

La tuberculose aiguë du pharynx n'était pas l'indice d'une granulie généralisée, elle avait seulement activé la marche d'une tuberculose à forme *broncho-pneumonique vulgaire*.

Dans 9 cas, au contraire, la maladie d'Isambert allait de front avec une *granulie*. Ceci explique comment Catti a pu concevoir le type spécial qu'il décrit. Le bacille de Koch envahit tout l'organisme ; on rencontre des tubercules sous le voile du palais au même titre que l'ophtalmoscope en fait découvrir parfois sur la choroïde, absolument comme on peut en trouver dans tout autre organe.

Ils prédominent au pharynx, de même que l'envahissement de la pie-mère, par exemple, peut ailleurs dominer la scène.

En pareille circonstance, nous ne saurions dire si les lésions pharyngées sont absolument semblables à celles que nous avons décrites plus haut. Le type granulique est-il plus net? Les tubercules restent-ils à l'état cru? Nous ne pouvons fournir à ce sujet aucune donnée précise.

Qu'on nous permette encore une remarque qui n'est pas sans un certain intérêt. Sur ces *9* observations, *5* concernent des sujets âgés de moins de *dix ans*. Or, nous n'avons pu réunir que *6 cas* de tuberculose miliaire pharyngée chez les enfants. Un seul aurait donc fait une forme chronique de tuberculose pulmonaire, et l'on voit qu'à cette époque de la vie, la granulie est presque toujours la compagne de la tuberculose miliaire aiguë du pharynx.

La durée de la maladie d'Isambert est toujours

courte. Ses limites sont généralement comprises entre quelques semaines et six mois.

Dans nos observations, l'évolution est indiquée dans 31 cas répartis de la façon suivante :

Durée :

moins d'1 mois	. . . .	6 cas
1 à 2 —	. . . .	13 —
2 à 3 —	. . . .	6 —
3 à 4 —	. . . .	4 —
4 à 5 —	. . . .	1 —
5 à 6 —	. . . .	1 —
Total	. . . .	31 cas

La moyenne est donc de deux mois environ, et l'on voit qu'à côté des formes vraiment aiguës, il en est d'autres plus traînantes.

La terminaison est généralement fatale.

Sur les *38 cas* dont nous connaissons l'issue, nous relevons *35 fois la mort* et seulement 3 *guérisons.*

Après de pareils chiffres, il nous semble inutile d'insister sur la question du pronostic. D'ailleurs, rien n'autorisait à espérer une terminaison heureuse chez les trois malades qui ont résisté.

Evidemment, le bon état antérieur du malade, l'absence d'autres lésions tuberculeuses, et surtout la longue durée des intervalles séparant les différentes poussées qui envahissent la muqueuse sont des conditions favorables, mais nous avons vu que tous les malades présentaient toujours, au bout d'un certain temps, des phénomènes pulmonaires, et que parfois une atténuation apparente, mais trompeuse, pouvait donner l'espoir bientôt déçu d'une amélioration (obs. I), et malheureusement on a trop de chances de ne pas se tromper en portant un pronostic fatal.

Il est difficile de préciser, entre toutes les lésions que présente le malade, quelle est celle qui cause la mort. Est-elle d'ailleurs unique?

L'envahissement pulmonaire rétrécit progressivement le champ de l'hématose, la dénutrition est à un point extrême ; des phénomènes toxiques, des infections secondaires viennent s'ajouter aux désordres déjà causés par le bacile de Koch.

Il est toutefois un point important et qu'il faut mettre en relief, tant à cause du pronostic que pour indiquer nettement l'évolution de la maladie.

Nous ne saurions nier que, dès la première atteinte, dès l'apparition des premiers tubercules, l'état général soit frappé. Le malade perd déjà du poids, mais d'une façon progressive et partant moins sensible à l'observateur, et les pesées régulières sont nécessaires pour constater des différences. Le patient est capable d'aller et venir, et c'est à pied qu'il se rend auprès du médecin. Pendant les premières semaines, il se lève et peut se déplacer, aller seul, par exemple, à la salle de consultations pour suivre son traitement. Cet état dure trois semaines, un mois, et brusquement il change : en quelques jours, l'aggravation est telle que le malade n'a plus la force de quitter son lit, ni même de se mettre dans la position assise pour absorder quelques aliments, il se condamne spontanément à l'immobilité absolue ; les forces lui manquent pour le moindre mouvement.

L'observation I relate l'histoire d'un jeune homme qui est venu se présenter, encore très vigoureux, porteur de tubercules déjà multiples ; malgré l'état général, le pronostic fatal avait été porté à deux mois. Après quelques jours de traitement, il se produisit une amélioration notable dans l'état local. Le nombre des tubercules apparents avait tellement diminué qu'il paraissait exagéré de maintenir le pronostic. Le Dr Garel se rappelait pourtant un cas analogue, vu par lui l'année précédente ; après avoir présenté le même phénomène, le malade était mort dans les délais ordinaires.

Aussi notre Maître n'hésita pas à nous affirmer que cette amélioration était trompeuse et qu'il ne fallait en concevoir aucune espérance. Les événements ont justifié ces prévisions. On comptait sur deux mois de survie ; trente jours seulement après, le sujet succombait.

Dans les cinq ou six derniers jours seulement il n'a pu quitter son lit.

L'observation VII relate un fait non moins frappant. Le malade, entré dans les premiers jours d'avril, retourna dans son pays dans la deuxième quinzaine d'avril. Il mourait le 4 mai.

Un dernier exemple (obs. II).

Le malade était entré le 25 avril à Saint-Pothin. Dans les derniers jours de mai on ne trouvait pas d'aggravation notable.

Le 4 juin il ne pouvait plus se lever, et il mourait le 7. Là encore la durée ne dépassa guère un mois, alors qu'au début on croyait à une survie au moins double.

CHAPITRE VII

TRAITEMENT

Nous ne saurions terminer sans dire quelques mots du traitement, qu'on ne doit jamais négliger puisque parfois le malade peut parvenir à la guérison.

Évidemment le traitement général de la tuberculose doit tout d'abord être institué.

Mais un point qui présentera de grandes difficultés sera toujours celui de l'alimentation.

Soulager le symptôme douleur sera au début le meilleur moyen : nous verrons plus bas quels sont les médicaments qui ont le plus de chance d'atteindre ce but ; toutefois, à une certaine période, se présente la ressource d'employer la sonde œsophagienne. Le cathéterisme doit être fait avec une grande prudence, car il faut compter avec les accidents syncopaux, et si le malade peut supporter la présence de la sonde, mieux vaut la laisser à demeure.

Si le gavage est impossible, soit qu'il provoque des douleurs trop violentes, soit que la faiblesse du sujet ne permette pas de le tenter, on n'aura plus qu'à essayer les lavements alimentaires.

Localement, deux indications sont posées.

Le soulagement de la douleur ; la cicatrisation des

tubercules, leur transformation en tissus de sclérose.

Les insufflations d'orthoforme fréquemment renouvelées, les applications d'huile morphinée ou d'une solution fortement cocaïnée, le menthol, arrivent à diminuer les souffrances.

Faut-il détruire les tubercules au galvanocautère?

Ce traitement, essayé dans nombre de cas, n'a pas, en général, donné de bons résultats.

On n'arrive pas à cautériser tous les tubercules, et la formation des ulcérations semble précipitée.

L'éther iodoformé a été employé avec succès par Gougenheim ; Gimbert se servit du naphtol. Cadier s'était contenté de la glycérine morphinée. Nous insistons sur ces trois observations, car ce sont les seules qui comportent la guérison.

Chez les malades que nous avons eus sous les yeux on combinait les insufflations d'orthoforme avec les badigeonnages à l'acide lactique. Mais il faut avouer que si, au début, ce traitement procurait une atténuation aussi bien de la douleur que des lésions, le sujet ne tardait pas à s'y accoutumer et n'en retirait plus aucun avantage.

OBSERVATIONS

OBSERVATION I (inédite).

Tuberculose pulmonaire. — Tuberculose aiguë de la gorge.

Homme de vingt-cinq ans. Cordonnier. Entre le 6 janvier 1900, salle Saint-Maurice, dans le service du Dr Garel. Rien de particulier à noter dans ses antécédents héréditaires. Personnellement, il s'est assez bien porté. Il y a deux ou trois ans qu'il tousse. Il a même été réformé pour ce motif, après un certain temps de service militaire. Il dit n'avoir pas maigri, et, en somme, c'est depuis deux mois qu'il souffre pour avaler.

Le pharynx est plutôt pâle. La luette est bifide ; cette disposition est congénitale et nullement en rapport avec la maladie. Sur les deux appendices, on aperçoit quatre ou cinq petits points blanchâtres, assez bien arrondis, et entourés d'une auréole rosée, de largeur minime, formant un simple petit liséré.

Sur le pilier gauche, on remarque une autre série de mêmes petits points blancs. On en voit deux ou trois sur le pilier postérieur. A droite, un groupe plus important occupe le pilier antérieur et la portion adjacente de l'amygdale.

Nulle part il n'existe d'ulcération ; la paroi postérieure du pharynx est intacte. L'épiglotte, qui est œdématiée, offre l'aspect spécial dit en phymosis; les deux aryténoïdes tuméfiés empêchent d'apercevoir les cordes vocales.

Examen des poumons : Presque sur toute la hauteur du poumon droit on entend des craquements secs; ces signes sont moins accentués à gauche, où ils n'existent qu'au sommet. L'expectoration est muco-purulente.

L'alimentation paraît à ce moment plus gênée par les lésions laryngées que par l'état du voile.

Le malade fut soumis à des insufflations d'orthoforme. Pendant huit jours environ, l'état sembla s'améliorer, les taches blanches du pharynx étaient même moins visibles.

Les lésions pulmonaires ne faisaient pas de progrès sensibles ; cependant, la température oscillait autour de 39 degrés.

A partir du 25 janvier, le malade maigrissait d'une façon considérable, et en même temps survenait une éruption miliaire généralisée et confluente sur le voile et la luette. La douleur était constante et très violente La température subissait des variations énormes, entre 37 degrés le matin et 40 degrés le soir. Le malade est absolument immobilisé au lit. L'alimentation devient de plus en plus difficile.

Le 29, on constate que la voix est nasonnée, absolument comme dans une paralysie du voile; les aliments, surtout les liquides, refluent par les fosses nasales.

Le voile est envahi par une coloration gris jaunâtre résultant de la confluence des tubercules et de leurs ulcérations superficielles. Sur les deux piliers antérieurs celles-ci sont plus profondes, et il est difficile de reconnaître exactement ce qui appartient aux piliers et à l'amygdale.

L'exagération des signes pulmonaires ne paraît pas douteuse, mais l'état du larynx ne permet pas de les préciser.

Le malade succombe le 7 février.

Autopsie. — Au poumon gauche, infiltration granulique généralisée ; plus condensée au sommet, où l'on trouve de petits foyers ramollis.

Au poumon droit, caverne du volume d'une mandarine autour de laquelle existait de nombreux petits foyers de ramollissement. Dans le lobe inférieur, infiltration granulique généralisée.

Sur l'intestin, nombreux tubercules.

Les ganglions mésentériques sont volumineux. Le voile s'est

détaché sous la moindre traction. L'examen anatomo-pathologique en a été pratiqué par le Dr Paviot.

Les coupes ont intéressé le voile dans toute son épaisseur. Les lésions tuberculeuses sont au moins aussi marquées, sinon plus, sous la muqueuse à épithélium cylindrique de la face supérieure que sous la muqueuse à épithélium pavimenteux stratifié de la face inférieure. C'est une nappe de nodules, avec cellules géantes assez abondantes, qui s'étend dans toute la sous-muqueuse.

OBSERVATION II (inédite).

Phtisie chronique. — Tuberculose miliaire aiguë de la gorge.

Y..., Louis, quarante-trois ans, garçon de café, entre le 25 avril 1900, à l'hôpital Saint-Pothin, salle Saint-Pierre, n° 2.

Antérieurement, il avait fait un séjour à l'hôpital de la Croix-Rousse, salle Saint-Nizier. Rien dans ses antécédents héréditaires. Personnellement, il a eu les fièvres intermittentes. Il y a quinze ans, il a eu la syphilis ; il s'est soigné jusqu'à il y a un an, à ce moment il cessa de prendre de l'iodure. Il y a un an qu'il tousse ; il a craché un peu de sang il y a deux mois, et depuis un mois il a de la dysphagie. A l'entrée, l'examen des poumons est négatif, à peine l'inspiration est-elle saccadée et le murmure vésiculaire diminué à droite. Le malade présente un vaste syphilome en nappe de la paroi latérale droite du pharynx, qui n'est douloureux et ne gêne la déglutition que par son volume. Cette tumeur disparut par le traitement ioduré.

Au mois de janvier 1899, il tousse un peu et recommence à souffrir de la gorge. Actuellement, il revient à l'hôpital pour des douleurs de gorge, une sensation de cuisson douloureuse exagérée par le passage des aliments. La voix s'est modifiée, elle est nasonnée ; de temps en temps, des liquides reviennent par les fosses nasales.

Depuis trois mois il s'est beaucoup affaibli et a subi un amaigrissement considérable. L'examen de la gorge fait constater au niveau de l'insertion du pilier antérieur sur le voile un groupe de sept ou huit petits points blanchâtres offrant l'aspect de tubercules miliaires. Les piliers antérieur et postérieur du côté droit, la luette, l'amygdale correspondante apparaissent d'une coloration grisâtre, chagrinée, la muqueuse est érodée sur toute sa surface.

L'examen laryngoscopique fait voir une épiglotte énorme, des aryténoïdes globuleux, le tout infiltré et parsemé de granulations miliaires. Il est impossible de voir les cordes vocales; d'ailleurs la voix n'est pas éteinte. Aux poumons on entend du souffle des deux côtés, en avant et en arrière, et des craquements surtout à droite. Adénite cervicale à droite. Les crachats contiennent des bacilles de Koch, on en trouve aussi dans les débris que l'on peut détacher par le frottement au niveau de l'ulcération pharyngienne.

Le malade quoique amaigri a encore de l'appétit, et rien en dehors de l'état du pharynx ne fait présumer une issue fatale à brève échéance.

Pendant une dizaine de jours l'état général ne se modifie guère, le malade pouvait se lever.

On lui faisait des badigeonnages à l'acide lactique et des insufflations d'orthoforme; ces dernières soulageaient notablement sa dysphagie.

L'état du pharynx au contraire s'aggravait, les tubercules du pilier gauche s'étaient ulcérés, étaient devenus coalescents et les deux ulcérations, marchant à la rencontre l'une de l'autre, s'étaient rejointes. Elles dessinaient alors sur le voile et les piliers un vaste nuage jaune à bords très irréguliers.

Brusquement, à partir du 4 juin, le malade fut dans l'impossibilité de sortir du lit, cessa de s'alimenter. Il mourut le 7 juin.

Examen histologique pratiqué par le Dr Paviot. Sur le voile il n'existe plus de muqueuse, mais au contact de la couche glandulaire une nappe plus scléreuse qu'embryonnaire dans laquelle on ne trouve plus aucun élément spécifique de tuberculose, infiltration tuberculeuse nette de l'épiglotte.

OBSERVATION III (inédite).

N... Paul, trente ans. Père mort à soixante-dix ans de catarrhe pulmonaire. Mère morte à cinquante-deux ans d'une maladie de poitrine ayant duré deux ans.

Dans l'enfance, rougeole et coqueluche. Pas de syphilis.

Marié à vingt-cinq ans, un enfant mort de méningite dans le premier âge.

Toujours le malade a été sujet à la toux.

En février 1894, il eut une ostéite intéressant la partie antérieure des deuxièmes côtes droite et gauche et la partie correspondante du sternum. Trépanation de cet os.

En novembre 1894 : adénites suppurées des deux aisselles.

En 1895 ostéite de l'extrémité inférieure du fémur. — En 1896, abcès à la cuisse guéri spontanément.

En février-mars 1899, le malade fit un premier séjour à l'hôpital de la Croix-Rousse parce qu'il toussait.

Deuxième séjour en janvier 1900, où l'on porta le diagnostic de tuberculose pulmonaire des deux sommets.

Il entre dans le service du Dr Garel le 2 juillet 1900.

Depuis quinze jours il se plaint d'une violente douleur à la gorge, qui rend la déglutition presque impossible. Elle persiste en dehors de tout effort et parfois empêche le sommeil. La gorge est le siège d'une sensation de sécheresse continuelle. Il n'y a pas de salivation.

La douleur se propage du côté de l'oreille gauche.

Les deux régions maxillaires sont occupées par des ganglions tuméfiés dont le volume atteint à peu près celui d'une noix. Ils sont un peu plus développés à gauche.

Depuis quelques jours l'appétit qui avait disparu est revenu, et le malade dit qu'il souffre de la faim.

La toux est fréquente et très pénible, car elle réveille les douleurs pharyngiennes.

L'expectoration est absolument purulente, affectant l'aspect de la purée de pois.

Le malade se plaint de diarrhée.

Voici ce que donne l'examen du pharynx :

Le voile est généralement hyperhémié, mais avec une prédominance marquée dans sa moitié gauche, y compris la luette. Celle-ci, très œdématiée, se rapproche de la forme dite *en massue*. Sa moitié gauche supporte cinq ou six petites taches jaunes à peine saillantes. Celles-ci sont plus nombreuses sur les deux piliers gauches, qui sont envahis presque sur toute leur hauteur ainsi que l'amygdale correspondante. A l'union de ces deux piliers avec le voile, les tubercules sont plus confluents, et déjà on y aperçoit une ulcération ébauchée de la largeur d'une petite lentille. Du côté droit on découvre à peine un ou deux tubercules à la partie supérieure de chacun des piliers.

Les fonctions du voile ne sont pas compromises; la voix est faible mais dépourvue de nasonnement.

Le voile est bien mobile; jamais les liquides ne reviennent par le nez.

Le malade est très amaigri, la température monte tous les soirs à 39 degrés au moins.

L'auscultation des poumons fait entendre aux deux sommets, en avant et en arrière, des râles sous-crépitants, humides, de gros volume.

Le malade peut encore faire quelques pas.

Dix jours après, l'état s'est modifié tant au point de vue local qu'au point de vue général.

Un grand nombre des tubercules intacts à l'arrivée sont maintenant en voie d'ulcération. C'est surtout sur l'épiglotte qu'on constate cette modification. De plus, l'ulcération constatée au début du côté gauche s'est étendue aux dimensions d'une pièce de cinquante centimes. Elle est toujours très superficielle. Dans les autres régions, les ulcérations ressemblent à de petites cupules creusées dans la muqueuse ; la plupart sont isolées.

Aucune atténuation dans les douleurs.

D'autre part, l'œdème a envahi les membres inférieurs et le

scrotum. Le malade est à peu près confiné au lit. L'alimentation est de plus en plus difficile.

Enfin, le 16 juillet le malade mourut.

L'autopsie n'a pu être faite complètement, mais un examen du voile a été pratiqué.

Examen histologique pratiqué par le Dr Paviot : La lésion tuberculeuse est ancienne. Il ne s'agit pas histologiquement d'une miliaire aiguë. Sur les deux parties du voile des nappes véritablement caséeuses sont même en partie éliminées. L'épithélium ne subsiste sur aucune des faces. Les tubercules, la plupart caséeux, arrivent jusqu'au contact des glandes et même parfois jusqu'au contact des muscles.

De plus, des traînées embryonnaires ou de la sclérose épaisse infiltrent tous les espaces connectifs des glandes du voile ou de ses muscles. Çà et là on voit en surface des tubercules récents presque exclusivement formés de cellules embryonnaires et à centre caséeux. Mais la lésion est le plus souvent d'un certain âge et caséeuse. C'est à peine si l'on rencontre une ou deux cellules géantes.

OBSERVATION IV (inédite).

Femme de vingt-huit ans. Entrée salle Sainte-Marie, à l'Hôtel-Dieu, le 13 juillet 1900.

Elle a quatre frères ou sœurs bien portants.

Ses parents sont morts âgés.

Personnellement, elle a été très vigoureuse jusqu'à l'âge de vingt-deux ans.

Elle s'est mariée à vingt et un ans.

Elle a eu une fausse couche à six mois, puis deux enfants bien portants.

Elle a eu une pleurésie après la troisième grossesse. C'est depuis cette affection qu'elle a commencé à se sentir plus faible.

Elle eut une grossesse gémellaire avec accouchement prématuré à sept mois et demi.

Elle tousse depuis le mois de février 1899 et, dans le cours de la même année, elle a plusieurs fois craché du sang.

Vers le mois de novembre, une amélioration était survenue, et la malade avait engraissé de 7 kilogrammes.

Depuis deux mois et demi, elle souffre de la gorge. Les douleurs furent d'abord sans grande intensité, intermittentes, puis peu à peu devinrent continuelles.

Actuellement, la malade ose à peine avaler sa salive, et la déglutition des aliments solides est impossible. Parfois les boissons reviennent par le nez.

La douleur s'irradie dans les deux oreilles au point de troubler le sommeil.

Le timbre vocal est modifié et affecte nettement le caractère amygdalien. Il s'y ajoute un certain degré de raucité, dû probablement à des lésions laryngées, mais l'examen laryngoscopique est si douloureux qu'on est obligé d'y renoncer. La voix n'est cependant pas éteinte.

L'examen du pharynx fait voir un voile du pálais de coloration plutôt pâle. Les parties ne sont nullement tuméfiées. Le bord libre du pilier antérieur droit est irrégulier, comme frangé par une ulcération superficielle longitudinale. A son insertion sur le voile, on voit deux ou trois petits points blanchâtres. Il n'y a rien sur le pilier postérieur. La luette n'est pas déviée ni augmentée de volume. Sur sa moitié latérale gauche sont disséminées des taches blanchâtres, au nombre de huit à dix beaucoup plus petites ; un troisième groupe moins nombreux occupe le pilier postérieur gauche, dont le bord libre est irrégulier et ulcéré. Enfin, de l'insertion du pilier droit qui porte une ou deux taches, un dernier groupe s'étale sur la partie gauche du voile, rejoignant presque celui qui occupe la luette. Ces points ont tous les caractères des tubercules miliaires.

Les amygdales, de petit volume, n'offrent rien de particulier.

La malade se sent beaucoup plus fatiguée dépuis douze jours environ.

Elle est excessivement faible, et ne peut marcher qu'en s'appuyant sur le bras d'un aide.

L'appétit n'est pas diminué et, n'était la douleur, la malade mangerait volontiers.

Elle est enceinte de huit mois. La grossesse a été normale jusqu'ici. Le fœtus est vivant.

Adénite cervicale bilatérale ; prédominante à droite.

Aux deux sommets on entend des râles humides, plus nombreux et plus accentués à gauche.

La malade quitte le service au bout de deux jours. Voici les renseignements que le Dr Burdet (du Bois-d'Oingt) a bien voulu nous fournir. « Les tubercules miliaires se sont confondus pour donner lieu à des ulcérations nombreuses, à contours polycycliques, siégeant sur la face inférieure du voile du palais dans toute son étendue et de chaque côté de la ligne médiane. Au voisinage des ulcérations, légère infiltration de la muqueuse. Le tout s'étend de jour en jour. Le voile seul est atteint.

Le 28 août la malade a eu un accouchement laborieux (présentation du siège) qui a aggravé son état.

OBSERVATION V

(due en partie à l'obligeance du Dr Milsom de Marseille 1900).

Jeune femme, vingt-huit ans, sans profession, avait été atteinte d'une pharyngite granuleuse chronique avec hypertrophie des amygdales.

Elle fut traitée par la galvanocaustie. A ce moment, il n'y avait aucun signe caractéristique de tuberculose ni au pharynx, ni au larynx. Le volume des amygdales diminua, le pilier postérieur gauche resta d'une épaisseur normale.

La malade eut une grave atteinte d'influenza au mois d'avril 1899 et, au mois de juin, elle fut examinée par le Dr Garel qui constata l'état suivant :

Gonflement énorme et rougeur diffuse des deux piliers du côté droit. Du côté gauche, sur les deux piliers, on voit de nombreux tubercules disséminés ; on en voit également sur la partie latérale gauche de la luette qui est très tuméfiée. Infiltration énorme des aryténoïdes et de l'épiglotte qui empêche de voir les cordes, la voix est très claire. Depuis un mois la malade souffre beaucoup en avalant.

Aux poumons, on constate tous les signes d'une caverne à droite et de nombreux craquements à gauche.

Traitement : badigeonnages à l'aide lactique, et orthoforme en pastilles et en insufflations.

La dysphagie fut notablement soulagée pendant quelque temps.

La malade mourut au milieu du mois d'août 1899.

OBSERVATION VI (inédite)

(due en partie à l'obligeance du Dr Bonnet, de Neuville-sur-Saône).

B. Florentine, dix-huit ans. Père vivant et bien portant. Mère morte à trente-trois ans d'hémoptysie foudroyante au cours d'une phtisie laryngée. Rougeole dans la première enfance. Varicelle à neuf ans. Réglée à quatorze ans.

Au mois d'août 1897, sans cause appréciable, amaigrissement et modification de la voix. On constate à cette époque des signes de tuberculose pulmonaire.

En mai 1898, le Dr Bonnet constate des excavations aux deux sommets. La fièvre oscillait de 37°5 le matin, à 38°5 ou 39 degrés, quelquefois à 40 degrés, le soir.

La voix s'éteignait de plus en plus.

La malade est examinée le 31 mai par le Dr Garel, qui constate sur la luette et sur toute la moitié droite du voile du palais de nombreux tubercules miliaires avec une ulcération débutante à la partie moyenne du pilier antérieur droit.

La bande ventriculaire du côté gauche est tuméfiée et ulcérée.

Les éminences aryténoïdes sont globuleuses. Œdème des replis aryténo-épiglottiques.

La malade retourne dans son pays, où les phénomènes s'accentuent rapidement.

Elle succombe le 15 juin de la même année.

OBSERVATION VII (inédite).

Tuberculose pulmonaire. — Tuberculose aiguë de la gorge.

Homme, trente et un ans, cultivateur, entre le 2 avril 1900, salle St-Maurice, dans le service du Dr Garel. Rien à noter dans les antécédents héréditaires, sinon un frère ayant eu une pleurésie au régiment.

Personnellement, le malade avait des habitudes alcooliques, il a eu une pleurésie à dix-sept ans. Il toussait un peu chaque hiver, il n'a jamais eu d'hémoptysie.

Depuis cinq mois il a une toux sèche sans expectoration ; l'état général était resté bon, le malade avait bon appétit.

Presque brusquement, il y a quinze jours, la déglutition devint douloureuse, même pour la salive ; elle est devenue de plus en plus difficile. La voix a un timbre nasal. Il existe déjà un peu d'insuffisance vélo-palatine : liquides et solides passent fréquemment par le nez.

Depuis cette dysphagie l'amaigrissement est progressif, de même que la perte des forces. Nombreux ganglions cervicaux des deux côtés.

A l'examen du pharynx, on constate sur les deux piliers de nombreux tubercules, qui s'étendent sur le voile jusqu'au voisinage de la luette, et ont envahi la région située immédiatement en arrière du pilier postérieur : un certain nombre d'entre eux sont déjà superficiellement ulcérés et recouverts d'un enduit grisâtre. Le malade se plaint de souffrir beaucoup.

Aux poumons : au sommet droit il existe une zone de respiration soufflante mais pas de râles ; mêmes signes en avant. A la base droite, large foyer de frottements-râles, mais le larynx ne présente pas de lésions notables.

Le 12 avril, les tubercules deviennent de plus en plus confluents à gauche, de façon à former une seule ulcération qui s'étend sur toute la moitié droite du voile du palais.

A gauche le pilier antérieur, jusqu'alors sain, se recouvre d'un piqueté blanchâtre reposant sur une base très rouge.

Le poids du malade était à l'entrée de 61 kg. 400 ; le 11 il n'est plus que de 61 kilogrammes, et le 18 de 60 kilogrammes.

Peu à peu les lésions du pilier antérieur gauche se sont ellesmêmes étendues. Ulcération qui résulte de la fonte caséeuse, va à la rencontre des lésions situées du côté droit.

Le malade, qui voit son état s'aggraver, réclame absolument sa sortie et retourne à la campagne.

On a appris qu'il était décédé le 4 mai 1900, c'est-à-dire un mois après son entrée à l'hôpital.

L'examen des crachats avait été pratiqué une seule fois, à son arrivée, on n'avait pas trouvé de bacilles de Koch.

OBSERVATION VIII

Rédigée par le Dr Gimbert (de Cannes).

Cas de poussée congestive suraiguë avec hémoptysie, pseudorhumatisme infectieux, tuberculose miliaire aiguë buccale, dans le cours d'une tuberculose chronique. — Guérison.

Il s'agit d'une jeune fille de vingt ans, ramassée presque morte de faim sur le pavé de Paris, sans ressources et sans famille. En présence de son état d'anémie extrême, le médecin de Paris avait diagnostiqué : « Misère physiologique ; tuberculose probable. »

A son arrivée à Cannes, je trouve quelques râles bullaires au sommet gauche, en arrière, sans souffle ni gargouillement. L'anémie était profonde ; tachycardie sans souffle, aménorrhée. La torpeur intellectuelle était des plus profondes.

Soumise à l'admirable vie de la « Villa Louise-Ruel », elle

vécut un mois sans accidents notables; pourtant le caractère devenait de jour en jour plus pénible, à l'abattement de l'arrivée succédait une excitation notable. Cette enfant, malgré le bien-être de sa situation, maigrissait toujours, son anémie ne se modifiait pas.

Vers la fin de décembre 1898, elle est prise de fièvre et de mal de gorge suspect; la température monte, en deux jours, progressivement à 40 degrés, tandis qu'apparaît aux deux pieds une fluxion articulaire douloureuse, tenant toutes les articulations et la gaine des péroniers. *Je diagnostiquai infection rhumatismale* (mais avec point d'interrogation sur son facteur étiologique, et, de fait, toute thérapeutique antirhumatismale, salycilate de soude et de méthyle, antipyrine, fut sans effet). Trois jours plus tard, une seconde poussée gagna la main droite, présentant les mêmes caractères de diffiusion articulaire et tendineuse.

A la fin de la première semaine, hémoptysie violente; le poumon gauche est mat, du haut en bas on y entend du souffle et des bouffées de râles fins; du même côté existe de la pleurodynie, du côté droit s'entendent des foyers de râles disséminés. En même temps tachycardie énorme, avec palpitations, souffle aortique systolique. Délire.

L'examen bactériologique des crachats, répété trois jours de suite, ayant fait constater une quantité considérable de bacilles de Koch, je porte le diagnostic de congestion pleuropulmonaire granulique, avec endocardite tuberculeuse aiguë et pseudo-rhumatisme infectieux.

Un autre phénomène vient encore plaider en faveur de la granulie. Depuis le début, la dysphagie avait été douloureuse; l'examen de la bouche me permit de constater, sur la partie postérieure du voile du palais, un semis de petites granulations miliaires parfaitement adhérentes, légèrement surélevées. La luette et les piliers étaient tuméfiés, les amygdales palatines congestionnées, pourtant on ne notait pas d'engorgement ganglionnaire. L'état pulmonaire suivait son cours, la dysphagie devenait progressive, les granulations gagnaient sur les bords de la langue avec les mêmes caractères, tandis que celles apparues au pourtour de la luette ont commencé à s'ulcérer. Ulcération saignante, isolant en quelque sorte la luette et gagnant peu à peu vers la base de la langue. La dysphagie atroce empêchait toute alimentation.

Cette évolution concomitante des autres localisations me fit penser à une tuberculose miliaire aiguë bucco-pharyngée.

Comme traitement local, nous instituâmes des cautérisations répétées fréquemment avec le naphtol, tandis que nous agissions sur l'état général par des lavements de créosote. Le premier lavement fut de 3 grammes, le second et le troisième de 4 grammes, ces trois lavements pris chacun à un jour d'intervalle.

Le résultat fut des plus étonnants, nous vîmes la température tomber en quatre jours, le murmure vésiculaire redevenir normal dans les deux poumons.

Les articulations ont repris leur mobilité normale sans qu'il persistât de déformation ou de raideur.

Quant à la granulie buccale, sous l'action du naphtol, les ulcérations se sont circonscrites, les bords se sont remis à végéter, tout s'est cicatrisé, laissant une cicatrice pâle non rétractile, le tout en un mois de temps.

L'état général s'est parfaitement relevé, la menstruation est réapparue normale, il ne persiste aucun bruit de souffle au cœur.

Telle fut l'évolution de ce cas. Comment l'interpréter? Nous voyons souvent dans nos régions s'épanouir, en quelque sorte, des tuberculoses larvées, et cela au bout d'un ou deux mois de séjour. Ici, à l'action tonifiante du climat s'ajoutait encore la vive influence du passage brusque de la misère au luxe, et de la faim à la richesse de table. Tout cela revivifiant cet organisme, augmentait son pouvoir réactionnel, et cette malade, qui avait en elle un germe infectieux auquel elle ne pouvait opposer que de minimes résistances, a réagi violemment, grâce aux nouveaux éléments de lutte qu'elle venait d'acquérir du fait de sa nouvelle situation,

La réaction a eu la violence d'une poussée granulique suraiguë de tuberculose, et pourtant elle s'est terminée par la complète guérison ; résultat heureux de la créosote, ce n'est pas le premier que j'enregistre dans des cas pareils, depuis qu'il est possible de l'administrer à doses élevées.

Suivent les différentes observations, pour la plupart résumées, que nous avons pu trouver dans la littérature médicale, qui n'ont pas été recueillies par Barth ou qui sont postérieures à son travail.

OBSERVATION IX (résumée).

(Schepelern, *Et Tilfaede of Miliaertuberculose i Farynx.* — *Hospital*, Tidende, 1899.)

Une petite fille de neuf ans avait, depuis cinq mois environ, de la tuméfaction des ganglions du cou.

Au moment de l'examen, on voit sur le voile des infiltrations miliaires qui forment des ulcérations confluentes. Ulcérations tuberculeuses sur l'épiglotte, les ligaments ary-épiglottiques et les cordes vocales.

Diarrhée fréquente et profuse ; *six mois après*, mort de tuberculose miliaire généralisée, démontrée par l'autopsie.

OBSERVATION X (résumée).

(Bard, thèse de Lyon, 1879.)

Femme de cinquante-six ans, ménagère, maigre à l'excès, avec la peau bronzée, analogue à celle des sujets atteints de maladie d'Addison, entre en septembre 1874 à la Pitié.

Pas d'hémoptysie antérieure, elle toussait et crachait jours et nuits; elle éprouvait de grosses difficultés à avaler les aliments à cause de l'état du pharynx.

Le voile du palais, l'isthme, la paroi postérieure du pharynx étaient couverts de granulations tuberculeuses disposées en groupes confluents.

La malade était manifestement emphysémateuse; aux deux sommets induration et signes cavitaires; hypertrophie du cœur sans lésion valvulaire.

Au bout d'une quinzaine de jours, œdème pulmonaire, anasarque, faux pas du cœur, signes d'insuffisance tricuspidienne. La malade mourut trois mois après son entrée.

Autopsie. — Le larynx et la muqueuse pharyngienne étaient semés de granulations grises qui occupaient les glandes muqueuses de la région. Cavernes pulmonaires multiples.

OBSERVATION XI

(Schnitzler, *Wiener med. presse*, 1881, n° 23.)

A. N..., trente ans, garçon de bureau, entra le 18 mars à la polyclinique.

Il se plaignait de douleurs à la gorge, qu'il comparait à une sensation de sécheresse et de brûlure, surtout pendant la déglutition. Il toussait un peu depuis le mois d'octobre de l'année précédente ; il avait fréquemment des coliques et de la diarrhée.

Au mois de février la toux était devenue plus fréquente, la fièvre s'était installée, il avait beaucoup maigri.

La muqueuse de la gorge est très pâle ; sur les deux piliers on voit des nodules blancs, isolés, de la grosseur d'un grain de millet; ils sont particulièrement nombreux sur le pilier antérieur droit. La paroi postérieure de la gorge est sèche, mais sans tubercule ni ulcération.

La muqueuse du larynx est tuméfiée au niveau des cartilages aryténoïdes, surtout à droite ; sur cette muqueuse on voit également des tubercules miliaires; il en existe deux ou trois sur le bord de l'épiglotte. Les cordes vocales sont normales.

Un fragment muqueux de l'arc palatin droit fut examiné, et on y trouva des tubercules miliaires avec cellules géantes. Les nodosités augmentèrent en nombre et se fusionnèrent par endroits.

Elles étaient peu à peu remplacées par de petites ulcérations superficielles.

La luette devint le siège de tubercules multiples ; le malade affaibli par la fièvre et les sueurs nocturnes tomba dans le colapsus (date de la mort non indiquée).

L'autopsie démontre une tuberculose pulmonaire ancienne.

OBSERVATION XII

(B. Küssner, *Deutsche Med. Woch,* 1881 n° 20 et 21.)
(Sur la tubrculose primaire du palais.)

R., pasteur, trente-quatre ans, souffrait *depuis quelques semaines* de douleurs, en avalant et en parlant. Elles étaient venues progressivement, mais bientôt prirent une telle violence que le malade n'absorbait que peu de nourriture; il s'affaiblissait beaucoup.

Le palais mou, la luette et les deux tonsilles étaient tuméfiés, recouverts de petites éminences qui donnaient un aspect mamelonné. Sur les bords des régions altérées, on voyait des tubercules miliaires.

Le malade avait de la fièvre : on ne trouvait pas d'autres altérations organiques. Les cantérisations à la pierre infernale ne purent arrêter l'extension du processus.

Il se déclara une tuberculose miliaire générale, et le malade mourut environ *quatorze jours après.* (Fièvre continuelle, irrégulière, sueurs, dyspnée, tubercules de la choroïde, etc.)

L'autopsie donna le type classique de la tubercnlose miliaire généralisée, nulle part on ne trouva d'ancien foyer caséifié,

OBSERVATION XIII

(B. Küssner, *loc. cit.*, résumé.)

V. G... quarante-trois ans, domestique à l'Institut. Il a eu la syphilis il y a environ vingt ans (ulcus induratum et phénomènes secondaires).

Il se plaignait de ressentir des picotements à la gorge quand il mangeait et une sensation de corps étranger très pénible depuis le mois de janvier de cette année.

Sur le côté droit du voile du palais et de la luette, fortement épaissis, on voyait des pertes de substance sans grande profondeur, à bords irréguliers. Sur le fond de ces ulcérations, recouvertes de détritus jaunes grisâtres, faisaient saillie de fines excroissances, et l'on distinguait de petites nodosités miliaires isolées. Sur les deux arcs palatins, sur les amygdales et sur la paroi postérieure du pharynx, spécialement à droite, il se trouvait de petites pertes de substance tout à fait analogues.

Pas de signes aux poumons.

Le traitement par l'iodure n'amène aucune modification, pas plus que les cautérisations au nitrate d'argent ou avec le cautère de Paquelin.

Le processus s'accrut à la périphérie.

Au milieu de mars survinrent à la partie supérieure de l'épiglotte des nodules tuberculeux, et elle fut atteinte d'œdème chronique. Sur la paroi postérieure du pharynx, sur le palais dur survinrent d'autres groupes de nodules tuberculeux qui disparurent bientôt. Les malaises du malade augmentèrent. La déglutition était plus douloureuse, et souvent les liquides revenaient par le nez. Douleur spontanée très vive, surtout la nuit. Dans le cours des quatre dernières semaines, le malade est notablement affaibli.

Aux deux poumons, signes de catarrhe diffus.

Les crachats étaient muco-purulents, le patient se plaignait de manquer d'air. *Il mourut le 21 avril*, sans phénomènes particuliers.

L'autopsie fit constater une tuberculose diffuse des poumons et du larynx, avec des tubercules dans le foie et le rein.

Dans les deux poumons, principalement à droite, il existe des cavernes de dimensions variables. Les deux plèvres sont adhérentes.

OBSERVATION XIV

(Millard, *Union médicale*, 8 janvier 1882).

Tuberculose miliaire aiguë pharyngée.

J... L., dix-sept ans, journalier, entré le 31 octobre 1881, à l'hôpital Beaujon. Rien dans les antécédents héréditaires ni personnels. Il y a six mois, il a éprouvé des douleurs à la gorge et à l'oreille droite. Bientôt la voix devint nasonnée, pas d'aphonie. Ganglion sous-maxillaire gonflé à droite, pas de toux. Perte des forces, amaigrissement.

Depuis huit jours, les boissons reviennent par le nez.

Examen de la gorge à l'entrée. Tuméfaction diffuse. Sur le fond rosé se détachent des grains très nombreux, jaunâtres, non décollables. On les trouve sur la luette, le voile du palais et les deux piliers droits.

Obscurité respiratoire et submatité au sommet du poumon droit. Pas d'expectoration, pas d'hémoptysie, pas de fièvre.

Œdème de l'épiglotte et des aryténoïdes.

Le malade s'affaiblit de jour en jour, l'examen devint de plus en plus difficile, la température monta à 39 degrés; l'alimentation devint impossible; le malade mourut *le 12 décembre*.

A l'autopsie, on trouve, outre l'exagération des lésions pharyngées signalées plus haut, les vestiges d'une ancienne pleurésie droite et, dans les deux poumons, des amas de tubercules formant au sommet des masses caséifiées.

L'examen histologique du voile fait voir des amas cellulaires, embryonnaires, soulevant la muqueuse et prêts à la détruire. Dans l'épaisseur de la paroi musculaire existaient de vrais nodules tuberculeux avec leurs éléments caractéristiques.

OBSERVATION XV

(Dr Gouguenheim, *Union médicale,* 4 novembre 1882.)

Tuberculose miliaire subaiguë du pharynx guérie par les applications d'iodoforme, avec récidive guérie de la même façon.

Jeune femme, vingt-cinq ans, au début d'une grossesse, contracta une angine qui dura six mois. Au moment de l'examen état d'émaciation fort inquiétant, déglutition des aliments et des boissons impossible : nasonnement très prononcé. Vaste ulcération de l'isthme du gosier. Le voile du palais est rouge sombre et légèrement tuméfié, ses bords sont légèrement déchiquetés.

La surface ulcérée s'étend sur la face postérieure, les piliers antérieurs et postérieurs sont ulcérés, la loge amygdalienne droite n'est plus qu'un cloaque, c'est là que l'ulcération aurait débuté. La luette, ulcérée à son point d'attache, est très hypertrophiée. La surface ulcérée est parsemée d'une série de petits points jaunâtres : la luette a une coloration d'un blanc jaunâtre, elle est manifestement l'objet d'une infiltration de tissus pathologiques, résection de la luette; à la coupe de cette luette, on constate l'existence d'un tissu très dur, grisâtre, parsemé de points jaunes plus mous, manifestement caséeux.

Au microscope, on constata l'existence d'une infiltration tuberculeuse sous-muqueuse, envahissant toute l'épaisseur de l'appendice.

Pansement à l'éthérolé d'iodoforme.

Au bout de dix à quinze jours, la guérison est presque complète : les surfaces reprirent un aspect presque normal ; la déglutition fut beaucoup plus facile.

Au bout d'un mois, par suite d'imprudence de régime, des douleurs réapparurent, et l'on constata au pilier antérieur gauche, une surface dure, jaunâtre, un peu bosselée.

Nouveau traitement à l'iodoforme, et au bout de quelque temps la guérison fut aussi complète que la première fois.

OBSERVATION XVI

(Cadier, *Union médicale,* juillet 1883.)

La malade, vue en avril 1875, présentait une douleur vive à la gorge, avec granulations miliaires gris jaunâtre sur le voile du palais et le pilier droit. L'érosion superficielle de la muqueuse, constituée par de fines granulations tuberculeuses, n'occupait encore que la face antérieure de la luette et le pilier postérieur droit du voile du palais. — Une large excavation se formait dans la paroi pharyngienne postérieure. Cette surface se couvrait d'une teinte grisâtre.

Quelques craquements aux sommets.

Les ulcérations de la luette devinrent plus profondes. Cet appendice tomba en janvier 1876, puis les ulcérations se comblèrent en partie. Ce résultat a été obtenu par des attouchements journaliers à la glycérine morphinée.

Les craquements ont diminué ; manque d'élasticité aux deux sommets ; respiration rude, ampliation vésiculaire incomplète, retentissement de la voix sous les clavicules.

Œdème de l'épiglotte et des aryténoïdes.

En février 1877, l'ulcération du voile est presque entièrement cicatrisée, il reste quelques petites granulations grises et saillantes sur la partie moyenne du bord libre de l'épiglotte.

Pendant le printemps et l'été, le malade se trouve bien. Bon appétit, augmentation du poids et des forces.

En septembre 1877, difficulté pour avaler, toux fréquente. La partie gauche est très œdématiée : granulations jaunâtres sur le bord de l'épiglotte. Oscillations successives en bien et en mal,

Plus tard, large ulcération sur la partie droite du bord libre du voile et nombreuses granulations miliaires autour de cette ulcération. Eminences aryténoïdes infiltrées.

En 1881 et 1882, amélioration.

En juin 1883, point de côté. La malade se sent oppressée ; les liquides reviennent par le nez. Diminution de poids.

Décoloration de la voûte palatine et de la paroi postérieure du pharynx. Absence de luette, de voile et de pilier antérieur gauche ; cicatrices blanches étoilées sur la face postérieure du pharynx. Traces de cicatrices anciennes sur le bord gauche de l'épiglotte, dont le côté droit est encore ulcéré.

Nulle part on ne découvre plus de granulations miliaires.

Ulcérations des aryténoïdes.

OBSERVATION XVII

E. Schmiegelow, et Tilfaede of miliaer Svaelgtuberkulose.
Hospital Tidende 1883.

OBSERVATION XVIII

(*Berliner klinische Wochens*, n° II, p. 170, 10 mai 1884.
Ein fall von beginnender Pharynxtuberculose, par H. Krause.)

H..., de vingt et un ans, toussant, sans trop expectorer, depuis un an. Déglutition accompagnée d'une sensation de brûlure depuis deux mois ; enrouement depuis quelques semaines. Matité et souffle aux deux sommets. Fièvre continue, albuminurie.

L'épiglotte est profondément ulcérée, et la sécrétion de ses ulcères contient des bacilles caractéristiques. Muqueuse aryténoïdienne œdématiée, ulcérée par places, et offrant ailleurs des granulations grises.

Sur la muqueuse pharyngée on aperçoit, suivant les endroits, des granulations grises, les tubercules miliaires résultant de leur confluence et, mieux, un début d'ulcération. La luette, allongée de plus du double de ses dimensions normales, ressemble à de la gélatine de Wharton.

Après la luette, c'est sur l'arc palato-pharyngien gauche que les lésions sont le plus accentuées.

OBSERVATION XIX

(*Arch. ital. di laringologia*, avril 1884
Su di un caso di tuberculosi faringea, per Decio de Conciliis.)

Homme de trente-huit ans, sans antécédents héréditaires ; sa femme est morte phtisique. Il y a quinze mois, à la suite d'un refroidissement, douleur de la gorge, aphonie, sensation d'un corps étranger, puis déglutition pénible. Depuis cinq mois, toux avec expectoration, ptyalisme rebelle.

Sur la paroi postérieure du pharynx, sur le pilier et sur le voile, de petites ulcérations superficielles, entourées d'une zone œdémateuse, à fond caséeux ; sur les bords se trouvent de petites granulations grisâtres ; sur la luette, on trouve deux ulcérations disposées symétriquement et de la dimension d'une lentille. La tuberculose pulmonaire emportait le malade *quelques semaines plus tard.*

OBSERVATION XX

(W. Lublinski, Congrès de médecine interne, *Deutsch med. Woch.*, 26 fév. 1885, p. 134.)

A..., ouvrier, cinquante et un ans. Son père et un frère sont morts de consomption. Tousse et crache depuis plus de vingt ans. Depuis six mois une aggravation notable s'est produite dans son état. Il avait de la fièvre chaque soir. A Noël précédent il commença à se plaindre de douleurs à la déglutition, douleurs qui bientôt devinrent continuelles et intolérables.

Il entra le 5 janvier 1885 à la polyclinique universitaire. Matité, affaiblissement de la respiration avec râles inspiratoires jusqu'à la troisième côte. Les ganglions sous-maxillaires sont tuméfiés des deux côtés.

Le pharynx est très pâle. Ses deux arcs palatins fortement rouges sur les bords.

Des deux côtés de la luette on remarque plusieurs ulcérations étendues en surface dont le fond est caséeux. Les bords sont irrégulièrement déchiquetés et hyperémiés.

Tout autour des ulcérations on voit un grand nombre de nodosités grises, environ de la grosseur d'une tête d'épingle, qui confluent vers le palais dur et, en infiltrant la muqueuse, lui donnent une apparence grisâtre.

La luette est allongée, œdématiée, parsemée de tubercules gris jaunâtres de la même grosseur.

La paroi postérieure de la gorge, de même que la face nasale du voile sont également affectées. Les amygdales présentent quelques petites excroissances polypoïdes sur un fond en partie lardacé, en partie ulcéré et caséeux. L'épiglotte œdématiée cache l'entrée du larynx. — En raclant les surfaces ulcérées on a pu déceler un grand nombre de bacilles de Koch. — De nouvelles éruptions de tubercules se produisirent sur le bord libre de l'épiglotte, et le voile fut de plus en plus envahi par l'ulcération.

Les malaises du malade augmentèrent et, l'affection pulmonaire continuant son cours, la fièvre restant élevée, la mort était proche.

OBSERVATION XXI

(Th. Amory de Blois, *Boston medical and surgical Journal*, 22 octobre 1885, p. 393.)

Rosa B., vingt-neuf ans, consulte pour un mal de gorge. On voit le palais mou tout entier, parsemé de petits points jaunes de la grosseur d'une tête d'épingle, ou même plus volumineux : quelques-uns sont en saillie. A mesure qu'ils se rapprochaient du bord inférieur du velum, ils étaient pour laplupart ulcérés.

Ces amas de tubercules couvraient les piliers antérieurs de la gorge et les bords de la langue.

Les parois du pharynx n'étaient pas atteintes. L'épiglotte offrait trois ou quatre taches à sa partie supérieure, et les plis aryténo-épiglottiques en contenaient deux ou trois, mais dans un état moins avancé que ceux du voile.

Antécédents héréditaires entachés de phtisie, sous la clavicule gauche matité et râles fins. Grossesse avancée. La déglutition n'était pas très douloureuse, et la malade faisait remonter à trois semaines son mal de gorge. État stationnaire jusqu'à l'accouchement, puis progrès rapides du mal. Morte d'épuisement trois semaines après l'accouchement, moins de trois mois après l'atteinte pharyngienne.

OBSERVATION XXII

(Van Santvoord, *The medical Record*, 1885, p. 711.)

Enfant de deux ans, porteur, quatre mois avant sa mort, de volumineux ganglions caséeux dans l'angle des mâchoires.

Signes de tuberculose pulmonaire. Quatre jours avant la mort, dysphagie.

A l'autopsie, tuberculose miliaire généralisée, ulcérations tuberculeuses de l'intestin, caséification des ganglions mésentériques.

La muqueuse du voile est le siège d'ulcérations lenticulaires peu profondes. La luette est tuméfiée ; recouverte de fines granulations ; il en est de même de la face postérieure du palais, sur laquelle on trouvait deux petites ulcérations lenticulaires.

OBSERVATION XXIII

(John Abercrombie et W. Gay, *Medico-chirurg Transactions*, LXX 1887, page 93.)

Ulcération tuberculeuse aiguë de la gorge.

Enfant de sept ans qui avait les ganglions du cou tuméfiés, se plaint au mois de mars de difficulté d'avaler et de douleurs à la gorge. Le voile du palais et la luette présentaient de nombreux petits points jaunâtres superficiels. La semaine suivante, l'enfant eu de la fièvre la nuit, mangeait mal et maigrissait rapidement. Le palais mou et la luette présentaient les mêmes taches jaunâtres que la première fois, mais celles-ci s'étaient accentuées, elles étaient de la grosseur d'une tête d'épingle, mais si nombreuses qu'elles confluaient par endroit; la muqueuse intermédiaire était pâle.

La gorge était revêtue d'une sécrétion difficile à détacher.

La faiblesse empêchait un examen complet. Cependant, dans toute la poitrine on entendait des signes indiquant un état aigu.

L'enfant mourut quinze jours après le moment où l'on avait reconnu l'affection de la gorge et *trois semaines après* qu'il se fût plaint pour la première fois.

OBSERVATION XXIV

(J. Abercrombie et W. Gay, *Medico-chirurg. Transactions*, LXX, 1887.)

Ulcération tuberculeuse de la gorge.

John R. M., six ans, entre à l'hôpital des Enfants malades le *1er juillet 1881*. Le petit malade avait de multiples abcès ganglionnaires sous la mâchoire.

Deux semaines avant sa réception, il s'était plaint de mal de gorge et de difficulté à avaler, mais sans retour de liquide par le nez, ni altération de la voix.

Il avait maigri, toussait, avait de la fièvre. Parents bien portants, deux autres enfants en bonne santé, cinq autres sont morts au-dessous de deux ans.

Les amygdales et la luette sont très œdématiées, mais sans rougeur accentuée, et, de même que sur le voile, on pouvait y voir de petites taches blanches. Rhonchus disséminé dans toute la poitrine.

Peu après la réception, on remarque des ulcérations de la muqueuse pharyngée.

Douleur à l'oreille gauche, fièvre élevée et sueurs nocturnes. L'examen de la gorge devint de plus en plus difficile, car le malade ne pouvait ouvrir largement la bouche.

La voix était éteinte.

Mort le 29 juillet.

A l'autopsie, tout le pharynx fut trouvé ulcéré, mais superficiellement. Les lésions cessaient à l'œsophage. La base de la langue portait une érosion superficielle. La muqueuse du vestibule laryngé était ulcérée sur une grande étendue.

Cordes vocales saines.

Tuberculose pulmonaire et intestinale.

OBSERVATION XXV

(Demme, vingt-sixième compte rendu du fonctionnement de l'hôpital infantile Jenner à Berne, 1888, page 23.)

Chez une petite fille de huit ans, on vit se former de petits points accuminés sur la muqueuse du palais, des joues, de la paroi postérieure de la gorge et de la base de la langue; ils devinrent confluents et se transformèrent en ulcérations lenticulaires.

Il y avait de la dysphagie et de violents accès de toux, un

peu de fièvre, des ganglions des deux côtés du cou, des signes de tuberculisation du poumon.

Les petites éminences, de couleur gris perle et grosses comme un grain de millet, furent reconnues comme des tubercules miliaires; on y trouva des cellules géantes et de nombreux bacilles de Koch.

La formation continuelle de nouvelles ulcérations tuberculeuses firent abandonner le traitement local.

Dix jours après l'admission, la malade fit de la tuberculose miliaire généralisée.

OBSERVATION XXVI

(Gougenheim et Tissier, *Phtisie laryngée*, Paris 1889.)

Jeune homme antérieurement soigné dans le service pour une tuberculose vulgaire laryngo-pulmonaire. Du côté du poumon lésions assez avancées, stationnaires, des sommets; au larynx, lésions vulgaires d'infiltration et d'ulcération. Sorti de l'hôpital un peu amélioré, il revient au mois *de décembre 1886*, se plaignant de troubles excessivement douloureux de la déglutition.

Etat de la gorge et du larynx : on aperçoit sur le voile du palais et sur la luette de petits grains demi-transparents, de la grosseur d'un grain de semoule, très nombreux, enchâssés dans la muqueuse, très adhérents, le pinceau ne les enlevant pas et produisant même un léger suintement sanguin. Vers la base de la luette, à sa gauche et sur la face buccale du voile du palais, les granulations sont agminées et forment une plaque du diamètre d'une pièce de 20 centimes en argent, de coloration blanchâtre, à bords légèrement injectés sur une faible étendue. Le fond est mamelonné et les mamelons sont jaunâtres, le reste de la muqueuse, criblé de granulations isolées ou associées par petits groupes, est rose pâle.

L'examen laryngoscopique montre au niveau du bord libre de l'épiglotte une petite plaque irrégulièrement quadrilatère, empiétant sur sa face linguale, blanchâtre, granulée, offrant les mêmes caractères que la plaque palatine.

Les piliers antérieurs sont envahis, d'une façon plus discrète cependant; les amygdales, peu saillantes, le pharynx sont intacts. L'examen du larynx est fort difficile, en raison de la forme et de la situation inclinée en arrière de l'épiglotte infiltrée. On peut cependant apercevoir des granulations analogues confluentes au niveau de la région aryténoïdienne, moins blanches que celles de la gorge.

Le voile du palais et la luette, d'abord souples au toucher, ne tardent pas à s'infiltrer. La luette perd sa forme normale, devient dure, inégale, irrégulière, bosselée, très volumineuse, et infiltrée de petites masses non plus grises mais plus opaques et plus jaunâtres. En même temps les granulations semblent s'énucléer, laissant à leur place une petite cupule érosive, arrondie, peu profonde, donnant l'aspect d'un coup de râpe sur les bords de la luette, des piliers antérieurs et de l'épiglotte.

La lésion pulmonaire a subi une poussée manifeste, quoique l'état général reste assez bon.

OBSERVATION XXVII

Aigre, *Observations sur la tuberculose miliaire aiguë du pharynx* (Société médicale des hôpitaux de Paris, 8 janvier 1890).

Dysenterie, granulie pharyngée, tuberculose pulmonaire.

Homme de trente-cinq ans, se présente le 6 août 1888. Très maigre, son père est mort à soixante-dix ans d'un refroidissement. Il a perdu une sœur qui toussait. Il a fait la campagne de Cochinchine, où il est resté deux ans (1875-1877). Il est resté deux mois à l'hôpital pour la dysenterie et n'a jamais pu se guérir complètement. Nouvelle atteinte il y a un an.

En décembre 1887, douleurs à la déglutition.

Au mois d'août 1888 il ne pouvait se nourrir que de lait ; l'état général était très mauvais.

A l'examen de la gorge on voyait une plaque blanche ayant l'aspect d'un semis très abondant, confluent, de granulations grises ressemblant beaucoup à des grains de semoule.

Cette plaque s'étendait depuis l'amygdale droite et la base du pilier antérieur correspondant, jusque sur toute la moitié droite de la luette.

Pas de lésion du pharynx, voix normale, pas de ganglions cervicaux perceptibles malgré la maigreur du sujet.

A l'auscultation, respiration un peu rude, soufflante au sommet droit en arrière.

La marche de l'affection suivit une progression constante. Au bout d'une dizaine de jours survint sur l'épiglotte un bourgeonnement rapide, sous forme de petites excroissances polypiformes recouvertes d'un enduit grisâtre. Elles causaient un peu de gêne respiratoire; ablation au galvano-cautère, le malade fut soulagé.

Ce semis grisâtre s'étendit peu à peu en profondeur et surtout en surface. Le pilier antérieur gauche et les deux piliers postérieurs furent envahis ainsi que la paroi postérieure du pharynx. L'épiglotte s'éroda et disparut complètement.

Douleurs d'oreilles très violentes et salivation abondante.

Au sommet droit, en avant, on entendait des râles fins dans les inspirations profondes, et, dans les derniers jours du mois, on percevait des râles muqueux dans presque toute l'étendue des deux poumons.

Le malade mourut le 24 octobre.

Pas d'autopsie.

Examen histologique pratiqué.

OBSERVATION XXVIII

Aigre *(loc. cit.)*, *Tuberculose pulmonaire. Tuberculose miliaire aiguë du pharynx.*

D. H..., trente-neuf ans. Père mort d'une affection de la

vessie, mère bien portante. Il a perdu un frère d'une affection cardiaque et une sœur de la poitrine.

Personnellement fièvre typhoïde à sept ans. En 1858, chancres multiples et bubons suppurés.

En 1868. pneumonie à la suite de laquelle il a toussé pendant plusieurs mois.

Depuis trois mois il se plaint de douleurs en avalant : il a souvent des transpirations nocturnes, il tousse et maigrit, voix normale.

A l'examen de la gorge, semis très confluent blanc crémeux, s'étendant sur toute la partie visible de la paroi postérieure du pharynx. Cette infiltration était nettement limitée sur les côtés par les piliers postérieurs et, en haut, par le bord libre du voile ; celui-ci était rouge, un peu gonflé et douloureux.

Larynx normal.

Engorgement ganglionnaire bilatéral, plus marqué à gauche, et ayant envahi les ganglions sous-maxillaires et la gaine sterno-mastoïdienne.

Aux poumons : râles humides au sommet gauche en arrière ; râles plus fins au sommet droit.

Matité très nette des deux sommets.

La fièvre s'alluma, les transpirations nocturnes devinrent plus fréquentes, et l'amaigrissement fit de rapides progrès.

Les piliers postérieurs puis les antérieurs furent pris, et le mal suivit une marche d'arrière en avant. Le liséré rouge de 1 millimètre de largeur qui limitait la surface malade se déplaçait pour ainsi dire de jour en jour.

Douleurs d'oreilles intolérables. Ecoulement de la salive.

Le malade fut perdu de vue.

OBSERVATION XXIX

Aigre *(loc. cit.)*. *Phtisie laryngo-pulmonaire. Tuberculose miliaire du pharynx.*

T. G..., marin de quarante-neuf ans, se présenta à l'hôpital le 15 septembre 1888 ; rien dans les antécédents héréditaires.

Il tousse et a maigri très rapidement, il est complètement aphone. Son appétit est resté bon, mais malheureusement il a une grande difficulté à avaler.

Ni diarrhée, ni sueurs nocturnes.

Dysphagie qui le fait beaucoup souffrir; pas de douleurs d'oreilles; pas d'engorgement ganglionnaire.

L'écartement des mâchoires étant très douloureux, l'examen du larynx est très difficile, pourtant l'on constate les lésions de la phtisie tuberculeuse vulgaire à la troisième période.

La paroi postérieure du pharynx, les amygdales et les piliers postérieurs ont un aspect normal.

Sur les piliers antérieurs et près de leur bord libre, existent de chaque côté plusieurs grains d'un semis blanchâtre de la dimension d'un grain de chènevis : chacun était isolé et entouré d'une très étroite auréole d'un rouge vif.

Ces grains se réunissent par groupes.

Ce semis blanchâtre n'occupe que les parties latérales du voile du palais et les piliers antérieurs; la luette est indemne.

La lésion se résume à peu de chose, mais la dysphagie est intense.

Aux poumons, dans tout le tiers supérieur, signes cavitaires non douteux.; à gauche, rudesse au sommet avec quelques râles fins après la toux.

Le malade dépérit de jour en jour.

Après deux mois de traitement, la lésion du voile reste la même. Il succomba à la cachexie tuberculeuse, avec de l'œdème des pieds, de la diarrhée et le cortège ordinaire de cette diathèse.

A l'autopsie, dans toute la moitié supérieure du poumon droit, vaste caverne contenant du pus. La plèvre viscérale de ce poumon avait contracté des adhérences tellement intimes avec le feuillet pariétal que la séparation en fut impossible. A gauche, plèvre normale. Tissu pulmonaire farci de tubercules gris dans toute son étendue. Estomac et intestins sains. Le larynx présentait des lésions de phtisie au troisième degré.

Epaississement très net du bord libre du voile du palais, surtout sur la muqueuse dont la couche glandulaire était considérablement hypertrophiée ; la couche musculaire sous-jacente était mince, pâle, anémiée.

A la place des points blancs constatés pendant la vie, existaient des ulcérations.

OBSERVATION XXX

(Moure, Société de médecine de Bordeaux, avril 1890.)

Tuberculose miliaire aiguë de l'arrière-gorge (amygdales, piliers, voile, paroi postérieure du pharynx, base de la langue, etc.)

Malade âgé de dix-neuf ans, exerçant la profession de tailleur de pierres.

Père mort à trente-sept ans, de tuberculose pulmonaire ; mère bien portante.

Il n'a jamais été malade lui-même, à part quelques légers rhumes l'hiver, qui ne duraient pas et ne nécessitaient aucune interruption de travail. Il y a deux mois environ (fin janvier), ce jeune homme prit froid et s'enrhuma. Il ne toussait pas beaucoup, si ce n'est le soir et le matin. Quelques jours après, il s'aperçut qu'il avait de chaque côté du cou, au-dessous de l'angle des mâchoires des ganglions du volume d'une noisette. Il ne souffrait pas en ce moment de la gorge. Trois ou quatre jours après, douleurs à la déglutition des solides et des liquides, il ne pouvait même avaler la salive. Il eut un peu de fièvre pendant deux ou trois jours. Il n'a pas consulté de médecin ; on lui mit des cataplasmes chauds sur le cou, l'appétit est revenu, il a pu reprendre son travail ; il se sentait très bien et toussait très peu. Trois semaines après le même état s'est reproduit ; nouvelles difficultés et nouvelles douleurs à la déglutition ; tuméfaction des ganglions sous-maxillaires, qui n'avaient cependant pas disparu la première fois.

Le 17 février, ce malade se présenta à la clinique laryngoscopique ; il n'a jamais craché de sang mais il a perdu ses forces ; il a de l'essoufflement et commence à maigrir. La toux est modérée.

A l'auscultation, en arrière des deux côtés, on entend des râles sous-crépitants au sommet et en dehors, en dedans la respiration est rude et soufflante, en avant aux deux sommets, diminution du murmure vésiculaire.

A l'examen laryngoscopique, les amygdales sont très rouges et tuméfiées; ulcérations miliaires de l'amygdale droite, du voile de la paroi postérieure du pharynx, et de l'épiglotte et de ses replis. Toutes ces parties sont infiltrées, et parsemées d'un fin semis de granulations jaunâtres donnant naissance à de petites érosions cupuliformes superficielles. Ces lésions sont bien visibles après avoir nettoyé la région malade des sécrétions puriformes qui la recouvrent, en se servant d'un éclairage puissant (lumière oxhydrique).

OBSERVATION XXXI

(Dottor Nicolo Palazzolo, *Archivii italiani di laringologia*, 1892.)

Homme, trente ans, souffrait depuis un an environ d'une douleur dans la poitrine; toux et expectoration purulente; légère fièvre intermittente du type quotidien; sueurs à la première heure du matin. Aucun de ses parents n'avait été atteint d'une affection pulmonaire de nature tuberculeuse, personnellement il n'avait pas contracté la syphilis.

A la bouche, on note deux ulcérations petites, ovales, allongées sur le bord de la langue, couvertes d'un exsudat gris jaunâtre, épais et adhérent, qui se détache à la pince.

Sur le bord gauche, on trouve des granulations miliaires jaunâtres. La langue est moyennement gonflée. Sur le palais mou on voit une autre ulcération plus petite, couverte de la même sécrétion.

La muqueuse du palais dur est blanche et couverte de petites infiltrations nodulaires au pharynx,

Sur le fond de la paroi pharyngienne il existe de petites ulcérations.

Examen laryngoscopique négatif. Thorax : allongement du diamètre longitudinal ; dépressions sus- et sous-claviculaires ; type respiratoire surtout abdominal.

A la percussion, matité dans les régions sus- et sous-claviculaires et dans les régions sus-épineuses.

Au sommet du poumon droit, respiration bronchique et râles sonores.

A gauche, affaiblissement du murmure vésiculaire et râles sous-crépitants.

A l'abdomen, rien d'anormal. On a trouvé des bacilles de Koch dans les ulcérations, mais en petite quantité.

Le malade n'a pas été suivi.

OBSERVATION XXXII

(Garel. *Revue internationale de laryngologie de Barcelone*, juin 1893.)

T. F., âgé de trente-huit ans, entre salle Saint-Nizier, le 5 mars 1891. Pas d'antécédents héréditaires. Angines fréquentes, et bronchites tous les hivers.

Le début de l'affection remonte à huit mois. Depuis cette époque le malade tousse et maigrit. Pas d'hémoptysie. Le début des troubles de la voix et de la déglutition *remonte à un mois*. Vives douleurs au passage des liquides et des solides.

Submatité du tiers supérieur du côté droit et en avant sous la clavicule. A l'auscultation, souffle expiratoire au sommet droit, nombreux râles sous-crépitants descendant jusqu'au milieu du poumon Mêmes signes sous la clavicule. Exagération des vibrations thoraciques en avant et en arrière ; sueurs nocturnes profuses. Pas de diarrhée.

Sur la voûte palatine, la luette, le voile, les piliers, les amygdales, la base de la langue, on remarque de nombreux petits points jaunâtres, isolés ou réunis, formant de petites plaques ulcérées. Le larynx est envahi par la lésion. L'épiglotte, les aryténoïdes les replis ary-épiglottiques, les cordes vocales, tout est déchiqueté, ulcéré, tuméfié. Tous ces points sont parsemés de tubercules jaunâtres. Lésions de la paroi du pharynx. Ganglions cervicaux et sous-maxillaires. Rien ne calme le malade, l'oppression augmente rapidement, le champ respiratoire se rétrécit de plus en plus. Il meurt le 29 mars, soit vingt-quatre jours après son entrée à l'hôpital.

Lésions laryngées très étendues.

Poumons infiltrés par une masse de tubercules récents. Ils avaient l'apparence de deux blocs de granit. Ramollissement sur un point, de la grosseur d'une noisette.

L'examen des pièces (larynx et poumons), fait au laboratoire d'anatomie pathologique, a confirmé le diagnostic de tuberculose miliaire aiguë.

L'autopsie a révélé l'existence de lésions purement granuliques.

OBSERVATION XXXIII

(Garel, *Revue internationale de laryngologie de Barcelone*, juin 1893.)

M. R., âgée de vingt ans, vint consulter le 17 janvier 1884, pour une affection douloureuse de la gorge. Cette malade n'a pas connu ses parents. Elle n'a jamais fait aucune maladie. Pas de fausse couche, et un enfant bien portant. Son affection actuelle remonte à trois mois, elle a débuté par un enrouement progressif contracté dans un bateau à laver sur le Rhône. Un mois après l'enrouement était insignifiant, mais il survint de la dysphagie des solides. Elle éprouvait une sensation de râclement et de brûlure quand elle mangeait des mets épicés. A part cela, comme apparence générale, elle n'offre aucun signe de tuberculose pulmonaire. Elle a bon appétit et les forces sont conservées. Ni fièvre, ni sueurs : menstruation normale.

La malade est examinée pour la première fois, on constate sur le voile du palais, sur les amygdales et sur les piliers un certain degré de rougeur. Cà et là, sur ces diverses parties, sont disséminés de petits points blanchâtres, de la grosseur d'un grain de mil, ressemblant tout à fait à de petits tubercules.

Le bord libre de l'épiglotte présente aussi de petits points analogues. Les éminences aryténoïdes sont uniformément rouges, à surface légèrement granuleuse. Au centre de la commissure postérieure existe une petite saillie grisâtre.

Au tiers antérieur des cordes vocales, on aperçoit, symétriquement disposées en face l'une de l'autre, deux petites encoches ulcérées. Les deux tiers postérieurs des cordes offrent des stries vasculaires longitudinales. La voix est cependant moins eurouée qu'au début. La toux est rare, et l'expectoration presque nulle.

A l'auscultation, submatité en arrière au sommet gauche avec inspiration rude. Pas de râles. En avant, tonalité plus elevée. Au sommet droit, rien d'anormal. Cautérisations successives, soit au galvano-cautère, soit au chlorure de zinc. La déglutition et la voix furent améliorées par ces diverses interventions. Le 30 janvier, les symptômes pulmonaires augmentent, la malade a été perdue de vue ; elle est morte un peu plus tard.

OBSERVATION XXXIV

(Garel, *Revue internationale de laryngologie de Barcelone*, juin 1893.)

Jeanne B..., quarante-six ans, ouvrière, vue le 1er mars 1884 pour affection remontant à quelques semaines seulement. Elle se plaint de douleur au fond de la gorge. Elle ne peut avaler ni solides ni liquides ; violentes douleurs à la déglutition. Elle a beaucoup maigri ; la toux est fréquente, l'expectoration est abondante et purulente. La voix est voilée le matin. A l'examen de la gorge, on constate des lésions très nettes sur le voile du palais et sur les piliers. On aperçoit un riche semis de granulations grisâtres, variables comme dimensions. Il n'y a pas de grandes plaques résultant de la confluence des lésions. Ces points forment de véritables petits tubercules gris, mais la plupart ont déjà subi la fonte caséeuse et sont représentés par de petites excavations peu profondes à fond grisâtre. La paroi pharyngée est exempte de lésions. Il n'en est pas de même du larynx, qui est altéré, surtout à sa partie supérieure.

L'épiglotte est représentée par un gros bourrelet infiltré. Les éminences aryténoïdes sont aussi fortement tuméfiées.

Quant aux cordes vocales, sauf une légère rougeur, elles ne sont ulcérées en aucun point.

L'auscultation ne dénote pas l'existence de lésions importantes. On ne perçoit que des signes discrets de tuberculose pulmonaire. Traitement général et badigeonnages calmants morphinés, avec de l'iodoforme.

Le 8 mars, amélioration notable, disparition de quelques points de la gorge.

La malade n'a pu être suivie d'une façon régulière, mais à partir de ce moment l'affection s'aggrave, et la malade succombe le 9 avril de la même année, c'est-à-dire quarante-neuf jours après le premier examen.

OBSERVATION XXXV

(Garel, *Revue internationale de laryngologie de Barcelone*, juin 1893).

E. F..., vingt-cinq ans, cultivateur à Tréffort, entre dans un service, salle Saint-Nizier, le 9 juin, pour une affection douloureuse de la gorge. Son père est mort d'une maladie de cœur. Sa mère est hémiplégique depuis quatre ans. Une sœur est morte de variole. Un frère a succombé à dix-sept ans à la suite d'un refroidissement.

Pas de ganglions, pas de croûtes sur le cuir chevelu, pas de scrofule dans l'enfance. Dans sa jeunesse, quelques légères bronchites. Pas de syphilis.

En décembre 1880, sensation de cuisson en avalant du côté gauche de la gorge. Le malade paraissait avoir conservé une bonne santé. Il ne toussait pas ; pas d'oppression ; ni fièvre ni sueurs nocturnes.

Depuis un mois, la gêne à la déglutition a beaucoup augmenté ; oppression, ne tousse pas et n'a jamais eu d'hémoptysie.

Le voile du palais, la voûte palatine (moitié postérieure), les piliers et les amygdales présentent une teinte rouge diffuse, interrompue sur le voile et la voûte par de petits tubercules blanchâtres ; ces tubercules sont rarement isolés, ils sont irrégulièrement répartis sur les piliers, les amygdales, la partie postérieure du pharynx et la luette.

Rien du côté du larynx.

Rien aux poumons.

Pas de modification de vibrations thoraciques, pas de toux ; ni retentissement de la voix, ni souffles, ni râles au sommet, rien qui puisse faire admettre une tuberculose pulmonaire. Cependant l'oppression est de plus en plus marquée ; le malade s'affaiblit tellement que, sept jours après son entrée, il réclame sa sortie.

Un fragment de la luette fut examiné par le Dr Lacroix, il présentait très nettement de petits tubercules disséminés.

Le malade quitta Lyon le 19 juin, prit plusieurs syncopes pendant le voyage. Arrivé chez lui, passa une très mauvaise nuit ; ne pouvant avaler ni solides ni liquides, il expira le surlendemain, 21 juin.

La terminaison a été activée par l'envahissement granulique rapide des deux poumons.

OBSERVATION XXXVI

(G. Kiœr, *Ugeskrift fort Laeger*, 28 décembre 1894.)

Carl W., vingt-trois ans, pêcheur, entré le 21 janvier 1893.

Mère morte de maladie de poitrine. A seize ans, il a toussé et craché du sang. Depuis deux mois il commence à maigrir et à transpirer la nuit, il ressent des douleurs aiguës au moment de la déglutition.

Engorgement ganglionnaire des deux régions sous-maxillaires et de la région carotidienne gauche. Le voile du palais est enflammé. Granulations miliaires confluentes à la rencontre de la luette et du pilier droit. Le voile est enflammé, infiltré, avec quelques ulcérations.

Même apparence des parties latérales du pharynx. Larynx normal. On perçoit quelques râles aux poumons et une respiration un peu saccadée.

Le 27 janvier, l'épiglotte est fortement infiltrée, de même que les ligaments ary-épiglottiques. Sous l'influence d'un traitement local, les douleurs à la déglutition devinrent tolérables, le poids avait augmenté de 2 kg. 800, le malade sort.

Un mois plus tard, il rentre. Il ne peut plus manger. L'infiltration miliaire de la muqueuse du pharynx et du larynx a augmenté. La luette, les deux piliers, la paroi postérieure du pharynx sont envahis de granulations ulcérées. La muqueuse des fosses nasales est envahie.

A l'auscultation, on perçoit aux poumons des signes non douteux de tuberculose.

Le 4 avril, la température était à 40 degrés, le malade s'affaiblit peu à peu. Mort le 18 avril 1894.

OBSERVATION XXXVII

(G. Kiœr, *Ugeskrift for Laeger*, 28 décembre 1894.)

Rasmus L..., cinquante-cinq ans, maçon, entré le 17 avril 1893, mort le 2 juin 1893. Sœur morte phtisique, fils mort de tuberculose pulmonaire.

Le malade a été très vigoureux jusqu'au 1er janvier 1893 ; à ce moment il ressentit de telles douleurs à la déglutition, que bientôt il mangea le moins possible.

Il se sent très abattu ; il est au lit *depuis quinze jours*, sueurs nocturnes et amaigrissement.

A l'inspection du pharynx, muqueuse très congestionnée. Le voile et les piliers sont le siège d'une quantité considérable de granulations miliaires très confluentes, çà et là quelques ulcérations.

On en trouve également sur la paroi postérieure du pharynx et en haut dans le cavum.

Le voile du palais est très fragile et se déchire quand on essaye de passer le doigt dans l'arrière-cavité des fosses nasales. Voix et larynx à peu près normaux.

Pas d'engorgement ganglionnaire. A l'auscultation, matité au sommet droit avec obscurité de la respiration.

Souffle bronchique dans le creux sous-claviculaire.

Emphysème généralisé.

Quelques bacilles de Koch dans les crachats. La température dépasse 38 degrés le soir.

Le 30 avril, reflux des liquides par le nez.

Autopsie. — Nombreuses granulations péri-bronchiques, du volume d'une tête d'épingle à un pois.

OBSERVATION XXXVIII

(G. Kiœr, *Ugeskrift for Laeger,* 28 décembre 1894.)

Frédérique D..., âgée de six ans, entrée le 26 octobre 1893, morte le 29 mars 1894. L'enfant, six semaines auparavant, avait une pneumonie double. La petite malade a un bon état général, mais l'inspiration est très gênée. On fut obligé de faire la trachéotomie, puis l'intubation pour des troubles laryngés. L'aspect du larynx n'avait rien de caractéristique ; la muqueuse était un peu œdématiée et congestionnée. Les ganglions cervicaux sont enflammés.

Le 16 novembre, la malade a de la fièvre ; le 5 janvier, la malade a un peu maigri ; la gorge est enflammée et rouge ; la muqueuse présente une infiltration miliaire. La luette et les piliers ont une consistance ferme; ils sont indolores dans leurs mouvements; la malade commence à tousser.

Dans les jours qui suivirent, les granulations miliaires apparurent sur l'épiglotte; l'infiltration de l'aditus laryngé augmente; les deux temps de la respiration deviennent sifflants. On enlève la partie inférieure de la luette ulcérée.

Au microscope, elle montre une grande quantité de tubercules typiques.

Le poids diminue toujours, la température atteint presque tous les soirs 39 degrés.

Autopsie. — La surface des deux poumons présente une grande quantité de tubercules miliaires, de même que la surface des coupes pratiquées dans ces organes. Ganglions bronchiques caséeux. Ulcérations du vestibule du larynx. On trouve également de l'infiltration et de larges ulcérations sur le voile du palais. Quelques granulations dans le foie, la rate et les reins.

OBSERVATION XXXIX

(Delore, *Lyon médical*, 21 juillet 1895.)

Tuberculose miliaire de l'arrière-gorge.

Sujet de trente et un ans; rien dans les antécédents héréditaires; bonne santé. Les premiers jours de janvier 1895, douleur à la gorge, surtout du côté droit. La douleur augmenta, puis la dysphagie progressa, et empêcha la déglutition et ensuite l'alimentation. Amaigrissement rapide et perte des forces.

Rentra à l'hôpital le 16 février. Toux et expectoration presque nulles; salivation filante et trouble. Quelques sueurs nocturnes. T = 38°,5.

A l'examen de la gorge, vaste ulcération sur l'amygdale droite qui a presque disparu complètement. Dans la loge amygdalienne gauche, traînée jaune verdâtre uniforme, empiétant sur le voile du palais, ressemblant à une fausse membrane de dyphtérie, mais enlevée facilement et laissant voir au-dessous une ulcération de même aspect que la première, mais moins étendue.

Les deux ulcérations amygdaliennes sont peu profondes, ont des bords mal limités, présentant des échancrures et entourés de granulations miliaires dont les unes sont déjà ulcérées sous forme d'excavation petite et arrondie, tandis que les autres sont séparées par une portion de muqueuse et sont, par intervalle, réunies par groupe de cinq ou six d'une teinte jaune verdâtre. Le fond des ulcérations est blafard, terne, couvert d'un léger enduit grisâtre. Lésion caractéristique sur le voile du palais. Pâleur de la voûte et du voile; ces deux derniers sont recouverts de nombreuses granulations miliaires confluentes, au niveau du bord libre du voile.

Ce semis de granulations, dont quelques-unes sont ulcérées, réunit les deux ulcérations des loges amygdaliennes.

Au niveau de l'angle de la mâchoire inférieure droite, on trouve deux ganglions douloureux. De l'angle de la mâchoire jusqu'à la clavicule, nombreux ganglions indolores. Ces ganglions ne sont survenus que quinze jours environ après la dysphagie.

Aux poumons, signes évidents de ramollissement du sommet gauche limité à la fosse sus-épineuse, et dans les deux premiers espaces intercostaux, respiration rude.

Examen des autres organes négatif : ni sucre ni albumine.

28 février. — Augmentation de la toux, expectoration muco-purulente; affaiblissement de la voix. A l'examen laryngoscopique, rougeur et gonflement de l'épiglotte, des aryténoïdes, des replis aryténo-épiglottiques, rougeur des cordes vocales. La plupart des granulations sont ulcérées. Dysphagie intense, état général très faible; alimentation devenue impossible.

27 mars. Mort avec cyanose.

Autopsie : poumons creusés de petites excavations; les deux sommets envahis de tubercules granuliques disséminés.

Au voile du palais, vaste ulcération des deux loges amygdaliennes passant sur le bord libre du voile. La luette a presque complètement disparu.

OBSERVATION XL

(Griffin, *New-York. med. Journal*, 1895 févr. 16.)

Une jeune fille de dix-neuf ans entra dans mon service en *avril 1894*, se plaignant d'une légère accumulation de mucus qu'elle crachait le matin. Pas de toux à ce moment.

Examen du larynx négatif.

Le pharynx est légèrement congestionné, avec des taches gris blanchâtre disséminées sur la muqueuse. L'appétit était bon ainsi que le sommeil.

Pas de phtisie dans la famille.

Plusieurs examens des poumons négatifs.

Pas de sueurs nocturnes; aussi la malade avait de la fièvre atteignant son maximum vers 3 h. 1/2. Un jour à la clinique je lui trouvai 104°,4 F dans la bouche. Les crachats contenaient de nombreux bacilles de Koch.

Pendant plusieurs semaines la température reste ainsi élevée dans l'après-midi, elle disparaissait le soir.

Les petites taches grisâtres du pharynx s'étendirent, s'ulcérèrent et devinrent confluentes.

La douleur troubla la déglutition et la toux apparut.

Les poumons ne furent manifestement atteints qu'un mois après le début de l'atteinte pharyngienne.

Mort en août.

OBSERVATION XLI

(M. de Santi, *Pièces pathologiques d'ulcération tuberculeuse de la trachée, du larynx et du pharynx.)*

Homme opéré en octobre, pour une affection tuberculeuse de l'articulation métatarso-phalangienne droite.

Il était phtisique à ce moment.

La maladie progressa rapidement.

Au commencement de novembre, on trouva des tubercules miliaires sur le palais mou, l'arrière-gorge et le pharynx.

Autopsie : Dépôt tuberculeux et ulcération du pharynx et de l'arrière-gorge. Petit ulcère à la base de la corde vocale gauche.

OBSERVATION XLII

(Walter Chappell, *New-York. med. Journal*, 1896, 19 septembre, p. 377.)

J. W., homme, vingt-quatre ans, entra dans mon service *en avril 1895*, souffrant d'une tuberculose laryngée aiguë à un stade avancé, et d'un engorgement pulmonaire étendu.

La maladie progressa rapidement, et au commencement de *juin* le pilier postérieur droit se tuméfia à sa partie inférieure, puis le voile, la luette et le pilier gauche postérieur furent envahis. Le dixième jour après la première invasion apparente du pharynx, de nombreuses taches jaunes apparurent sur le pilier postérieur droit.

La muqueuse offrait auparavant un aspect gris perle; le douzième jour, les taches jaunes avaient envahi la luette et une partie du voile. Ces taches s'ouvraient rapidement et laissaient de petites ulcérations recouvertes de sécrétions jaune clair ; en enlevant celles-ci, on apercevait de petits orifices remplis par une substance d'apparence caséeuse. En même temps que ces taches fondaient, l'œdème diminuait et la muqueuse prenait un aspect chagriné. Les ulcérations devinrent bientôt confluentes; la maladie suivit le cours ordinaire des cas aigus, occasionnant des excavations profondes et irrégulières dans le palais mou.

La malade mourut à la *fin juin*, survivant environ de six semaines à l'atteinte du pharynx.

OBSERVATION XLIII

(Walter Chappell, *loc. cit.)*

M. H., vingt-cinq ans, observé par moi en *juin 1895*. Il portait un grand ulcère tuberculeux s'étendant sur le côté gauche de l'épiglotte, avec infiltration considérable des cartilages aryténoïdes et de l'épiglotte.

Il resta en traitement environ quatre mois ; aucun moyen ne put arrêter les progrès du mal.

La semaine avant sa mort, la partie inférieure du pilier droit se tuméfia et l'infiltration s'étendit au pilier postérieur, au voile et à l'épiglotte.

Des petites taches jaunes apparurent sur le siège de la première infiltration et se propagèrent sur le pilier postérieur, ne tardèrent pas à s'ulcérer et à devenir confluentes. Le côté gauche ne fut pas atteint ; *mort cinq mois après.*

OBSERVATION XLIV

Druon, *Société anatomo-clinique* (Lille, 27 janvier 1897).
Tuberculose aiguë du pharynx.

Désiré X..., domestique de ferme, entre à l'hôpital en février 1896. Un de ses frères est mort, quatre ans auparavant, de tuberculose pulmonaire. Lui-même a eu, depuis, des accidents tuberculeux du côté des poumons. Un refroidissement, dit-il, a été la cause de sa maladie.

A son entrée, il présente de la dyspnée, des sueurs nocturnes ; la déglutition provoque de la douleur ; l'isthme du gosier est obstrué par de la salive, qui cache à la vue les piliers du pharynx. Le voile du palais présente des ulcérations, pas d'infection ganglionnaire cervicale. A l'auscultation on découvre des râles dans la région sus-épineuse droite. L'état général est mauvais : la température atteint 40 degrés. Le diagnostic porté fut : tuberculose aiguë du pharynx ; et l'examen des crachats démontra qu'on avait affaire à une lésion tuberculeuse.

Au bout de quelque temps le pouls devient petit, rapide. Le foyer de matité du sommet droit s'étend, la température est de 38 degrés le matin et de 39°5 le soir. Enfin, le malade, sans cause apparente, se cyanose et meurt.

A l'autopsie, on ne trouve pas d'infection ganglionnaire, la muqueuse du pharynx est gris rougeâtre et présente des éléva tions lenticulaires rosées. La luette offre le maximum des lésions. Le V lingual en présente peu. La corde supérieure est atteinte. Les ganglions périlaryngés sont indemnes.

Le sommet du poumon gauche présente une caverne et les alvéoles sont remplies d'une matière caséeuse.

Il y a peu de bacilles dans les crachats, on les trouve surtout dans les cellules du pus.

OBSERVATION XLV

(F. Siegert, *Jahrbuch für Kinderheilknnde*, XLV
1. Heft, 16 juillet 1897.)

H... Joseph, onze ans. Tuberculose dans la famille. A cinq ans, rougeole ; bien portant jusqu'à il y a six semaines, où il s'alita avec des douleurs au gosier et de la tuméfaction des ganglions sous-maxillaires.

Pas de toux ; ni fièvre, ni sueurs nocturnes.

Un médecin croyant à la diphtérie l'envoie à la clinique des enfants à Strasbourg.

Entre le 3 avril 1896, grand garçon très maigre, à allures tuberculeuses. Légère cyanose, température normale, pouls 120, respiration 24.

Ganglions volumineux aux deux angles des mâchoires.

La muqueuse du pharynx est partout livide. Les amygdales, les piliers antérieurs, la muqueuse du voile et une partie de la paroi postérieure sont recouverts d'une sécrétion muco-purulente, sous laquelle la muqueuse est privée de son épithélium et ulcérée à plat. Sur les bords, et plus nombreuses à la surface même des ulcères, se trouvent des éminences partiellement caséeuses, semblables à un grain de millet, dont un certain nombre sont entourées d'une auréole hyperémique.

Les mucosités qui recouvrent l'ulcération contiennent de

nombreux bacilles tuberculeux. Signes d'infiltration pulmonaire à marche rapide.

Violentes douleurs à la déglutition.

L'ulcère s'étend, les granulations miliaires persistent. L'enfant fut emmené par ses parents : il mourut après peu de jours, mais l'autopsie fut refusée.

OBSERVATION XLVI

(G. Catti, *Der Pharyngo-laryngeale Typus der acuten Miliartuberculose*, 1897.)

Antonia Z., douze ans, entrée le 13 juillet 1889, morte le 22 du même mois. Parents bien portants. Quatre autres enfants morts tout jeunes, dont un de méningite, trois autres bien portants. Bronchites fréquentes dans l'enfance, coqueluche l'année précédente.

30 juin. — La malade accusait une violente douleur à la déglutition, ne permettant que les aliments liquides. Adénites cervicales. Rougeur et gonflement du palais et des amygdales ; en divers endroits il y avait des fausses membranes. L'aspect était celui d'une diphtérie, et le 13 juillet elle entra à l'hôpital avec ce diagnostic.

Légère cyanose, dyspnée avec tendance à la suffocation.

Ganglions sous-maxillaires bi-latéraux, on en trouve à la nuque et jusque dans les aisselles.

La luette, le voile sont rouges, enflés et couverts de fausses membranes d'aspect croupal.

Dans les endroits non recouverts, on voit de nombreux tubercules miliaires jaunâtres. On en voit également sur la base de la langue. L'épiglotte, les replis ary-épiglottiques, les deux aryténoïdes sont infiltrés et recouverts de tubercules miliaires.

L'auscultation ne donne aucun signe net. Respiration 42.

La cyanose s'accentua ; la mort arriva le 22 juillet.

L'autopsie démontra une tuberculose miliaire aiguë généralisée.

OBSERVATION XLVII

(Baer, zur Kenntniss der Pharynx-Tuberculose.)
(*Monatsschrift für Ohrenheilkunde;* Februar, 1899.)

Femme de trente-six ans, sans antécédents héreditaires; signes douteux aux poumons, pas de bacilles de Koch dans l'expectoration. Stature normale. Comme maladies antérieures, elle a eu un abcès de la paroi costale à trente et un ans.

Au printemps 1897, elle commença à souffrir de picotements dans le pharynx et de douleurs à la déglutition; il existait déjà une difformité considérable de la luette, si bien que, sur cette tuméfaction, la malade fut cautérisée à la pierre par un médecin et se trouva mieux pendant quelques semaines; la douleur à la déglutition avait diminué, et seule la difformité de la luette persistait.

A la fin de mai 1898, douleurs brûlantes et violentes au cou; la difficulté à la déglutition était devenue très grande, la malade ne pouvait avaler que du lait; elle était très amaigrie et souffrait de douleurs d'oreilles.

A l'examen de la bouche, la muqueuse des lèvres et des joues paraît un peu plus pâle qu'à l'état normal, elle est à peine modifiée.

A l'inspection du palais apparaît l'asymétrie des deux arcs palatins. Le pilier droit est plus éloigné que le gauche, ce qui, comme le montre la comparaison avec l'autre côté, a pour cause la destruction et la cicatrisation partielle de la partie moyenne du voile.

Le bord du pilier droit et de la luette est recouvert d'ulcérations isolées et superficielles, dont une en plus grande extension occupe la partie antérieure et latérale de la luette jusqu'à sa partie inférieure.

Le bord de l'arc palato-pharyngé du côté gauche n'est pas tranchant mais irrégulier, et il porte une infiltration de tubercules autour d'ulcérations superficielles.

La base de la langue en son milieu offre une proéminence en forme de plateau des dimensions d'un kreuzer, chagrinée, recouverte de tubercules roses confluents, surtout au milieu de la proéminence. Les ulcérations décrites sur l'arc palato-pharyngé se poursuivent en bas sur les deux ligaments glosso-épiglottiques latéraux, donnant à ceux-ci une consistance dure et un aspect irrégulier. Sur la face linguale de l'épiglotte, aucune ulcération visible ; de même sur le sinus pyriforme droit. Par contre, le sinus pyriforme gauche est le siège de plusieurs ulcères étendus, superficiels, irréguliers, qui sont recouverts d'une sécrétion jaunâtre.

Les parties inférieures comme les parties latérales du pharynx sont fortement épaissies et présentent une surface irrégulière. Celle-ci, après examen plus approfondi, paraît légèrement raboteuse, comme sablée, gris rosé, parsemée, par-ci, par-là, d'ulcérations irrégulières de dimensions variables. Cette tuméfaction de la muqueuse atteint notamment la paroi droite du pharynx, qui présente une saillie de la grosseur d'une noisette.

L'infiltration s'étend à la partie inférieure jusqu'en haut de l'éminence aryténoïde ; en haut, elle commence un peu au-dessous du niveau du bord inférieur de l'orifice postérieur des fosses nasales.

A la rhinoscopie postérieure, on voit que le bourrelet tubaire est infiltré, le droit, les deux orifices des trompes, la voûte du naso-pharynx et la cloison sont dépourvus d'ulcérations.

La partie postérieure du palais mou est irrégulièrement tuméfiée, garnie de saillies volumineuses grisâtres, à côté desquelles on voit quelques ulcérations.

OBSERVATION XLVIII

(Lambert Lack, *Cas de tuberculose miliaire du pharynx.*)

Malade âgée de vingt-six ans, est très anémiée et épuisée. Tousse depuis deux ans. Dépérit depuis six mois ; souffre de maux de gorge depuis les six dernières semaines.

La muqueuse du pharynx et les tissus voisins du côté gauche sont rouges et légèrement tuméfiés ; la surface est couverte de petits ulcères superficiels, bien circonscrits, à fond bourbeux gris cendré.

A la périphérie des parties malades, les ulcères sont distincts et varient de la grosseur d'une tête d'épingle à celle d'un grain de mil. Au centre, les ulcères sont en partie confluents.

La partie supérieure du larynx, l'épiglotte, les replis ary-épiglottiques sont considérablement tuméfiés et recouverts d'ulcérations rougeâtres. Les cordes, autant qu'on peut les apercevoir, sont normales. La voix est claire, mais faible.

Phtisie manifeste aux deux sommets avec caverne à droite. Au premier coup d'œil, l'état du pharynx ressemble beaucoup à l'herpès.

OBSERVATION XLIX

Bowlley décrit le cas d'un jeune homme de vingt-quatre ans, qui vint le consulter pour une toux spasmodique et des troubles de l'arrière-gorge, mais dont l'état général paraissait bon.

L'affection était bien marquée. La maladie avait toutes les apparences d'une tuberculose miliaire aiguë et faisait des progrès considérables. Le malade mourut au bout de *trois mois*.

OBSERVATION L

(J. Mikuliez étud. W. Kümmel. Die Krankeiten des Mündes.)

Femme de vingt-trois ans, chargée d'hérédité tuberculeuse. Depuis sept semaines, douleurs à la déglutition qui augmentèrent après un accouchement (depuis un mois). Aspect misérable, alimentation très difficile. Tuberculose étendue au larynx et au naso-pharynx. Dans les ulcérations du voile : bacilles de Koch. Tuberculose avancée des poumons.

Morte un mois après.

Tuberculose généralisée à l'autopsie.

CONCLUSIONS

I. La tuberculose miliaire aiguë du pharynx est une maladie rare.

II. Elle frappe surtout le sexe masculin et les sujets agés de vingt à quarante ans.

III. La cause déterminante et le mode d'infection sont inconnus.

IV. *Localement* les deux symptômes dominants sont :

La douleur qui revêt un caractère spécial d'acuité.

L'apparition des tubercules.

L'état général, relativement peu touché pendant les premiers temps, s'accuse brusquement quelques jours avant la mort, par la perte des forces et l'amaigrissement particulièrement subits et rapides.

V. Histologiquement, ce n'est pas une « miliaire aiguë » au sens propre du mot, mais une infiltration tuberculeuse aiguë aboutissant à la caséification et à l'ulcération.

VI. La tuberculose pulmonaire chronique précède généralement la maladie d'Isambert.

Rarement celle-ci est primitive.

Parfois elle n'est que le symptôme d'une tuberculose granulique généralisée.

VII. Le pronostic est fatal à brève échéance.

VIII. Le traitement ne peut être que palliatif, et surtout dirigé contre les symptômes douloureux.

INDEX BIBLIOGRAPHIQUE

ISAMBERT, Conférences cliniques sur les maladies du larynx.

J. MIKULIEZ und *W. Kümmel*. Die Krankeiten des Mundes.

KOCH, de l'Angine scrofuleuse et de la granulie pharyngo-laryngée. Thèse de Paris, 1873.

SOURRIS, de l'Angine tuberculeuse. Thèse de Paris, 1877.

SECCHI, Ein Fall von Miliartuberculose des Pharynx (Berlin. Klin. Woch. 1877, XIV, page 376).

GELADE, de la Tuberculose bucco-pharyngée. Thèse de Paris, 1878.

SCHEPELERN, Hospital Tidende VI, 1879. Cas de tuberculose miliaire du pharynx.

BARD, thèse de Lyon, 1879.

BARTH, de la Tuberculose du pharynx et de l'angine tuberculeuse. Thèse de Paris, 1880.

SCHNITZLER, Wien. med. Pr. 1881. — Ueber Miliartuberculose des Kehlkopfes und des Rechens.

KUSSNER, Deutsche med. Wochen, 1881, n° 20 et 21. Sur la tuberculose primaire du palais.

GOUGENHEIM, Union médicale, 1882, t. XXXIV, p. 736.

MILLARD, Union médicale, 8 janvier 1882. Tuberculose miliaire aiguë pharyngée.

ANGELOT, thèse de Paris, 1883. Tuberculose miliaire aiguë du pharynx.

SCHMIEGELOW, A case of miliary tuberculosis the throat. — Hospital Journal, 1883.

Cadier, Annales des maladies de l'oreille et du larynx, 1883, p. 136.

Decio de Conciliis, Archivii ital. di laryngologia, avril 1884. — Si di un caso di tuberculosi faringea.

H. Krausse, in Fall von beginnender Pnarynxtuberculose (Berliner klin. Voch. N° 11, p. 170, 17 mars 1884.

Lublinski (Congrès de médecine interne. — Deutsch. Med. Woch. 26 février 1885, p. 134.)

Amory de Blois (Boston medical and surgical Journal, 22 octobre 1885, p. 393.)

V. Santvoord, The medical Reccord, 1885, p. 711.

Ariza, Revue de med. y cirugia dis. 1886, Pharyngite tuberculeuse aiguë.

Abercrombie et Gay, On tree cases of. acute tubercular ulcraetion of the fauces. Med. Chirur. Transaction 1887, p. 93.

Demme, 26e compte rendu du fonctionnement de l'hôpital infantile. Jenner à Berner, 1888, p. 23.

Vincenzo Cozzolino, Tuberculose des cavités nasales, pharynx, voile, amygdales, langue, appareil auditif. (Gazetta médica di Roma, anno XV 1889.)

Tauber, Journal of laryngologie, janvier 1889.

Aigre, Notes et observations sur la tuberculose miliaire aiguë du pharynx. (Société médicale des hôpitaux de Paris, 8 janvier 1889.)

Gougenheim et Tissier, Phtisie laryngée, Paris 1889.

Moure, Soc. de méd. de Bordeaux, avril 1890.

Nicolo Palazzolo, Archivii italiani di laryngologia 1892. Contributio allo studio della tuberculosi della bocca e della faringa.

Garel, Revue internationale de laryngologie de Barcelone, juin 1893.

Kiær, Ugeskrift for Læger ; 28 décembre 1894 : Tuberculose miliaire aiguë du pharynx.

Delore, Lyon médical 1895, vol. 79, p. 391. Un cas de tuberculose miliaire de l'arrière-gorge.

HARRISSON GRIFFIN, New-York medical journal, 16 février 1895, p. 209.

DE SANTI, 1896, Revue hebdomadaire de Rhinologie, Otologie, Laryngologie, p. 969.

WALTER F. CHAPPELL, New-York médical journal, 10 septembre 1896, p. 377.

SIÉGERT, Jahrbuch für Kinderheilkunde und physische Erziehung ; 16 juillet 1897, XLV Band 1 Heft. Pharynxtuberculose im Kindesalter.

DRUON, Nord medical, 1er février 1897, p, 35 (Tuberculose aiguë du pharynx).

CATTI, Wiener klin. Voch., 14 juin 1897. D. pharyngo-laryngele. Typus d. ac. Miliartuberculose

BAER, Monatsschrift für Orenkeilkunde, XXXIII, N° 2, 1899.

BOWLEY, 1899, Revue hebdomadaire de Rhinologie, Otologie, Laryngologie, p 701.

LAMBERT LACK, 1899, p. 700.

TABLE

Lyon. — Imp. A. REY, 4, rue Gentil. — 24.613

www.ingramcontent.com/pod-product-compliance
Ingram Content Group UK Ltd.
Pitfield, Milton Keynes, MK11 3LW, UK
UKHW020356230726
13925UKWH00003B/1146

9 782019 272807